DIE ENTWICKLUNG DER GESUNDHEITSFÜRSORGE

DEUTSCHLAND · ENGLAND · USA

VON

LUDWIG TELEKY

MIT 1 TEXTABBILDUNG

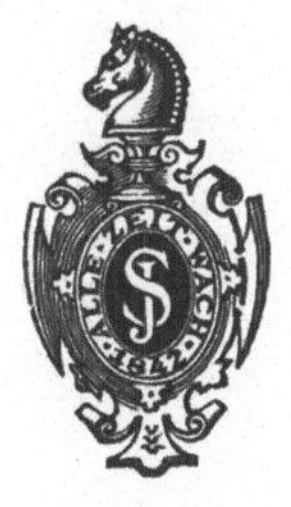

SPRINGER-VERLAG

BERLIN · GÖTTINGEN · HEIDELBERG

1950

ISBN 978-3-540-01506-2   ISBN 978-3-642-86246-5 (eBook)
DOI 10.1007/ 978-3-642-86246-5

MEINER FRAU
UND TREUEN KAMERADIN

Vor 50 Jahren war die Gesundheit eine Sache des einzelnen Individuums. Niemand außer der Familie hatte sich darum zu kümmern, ob jemand gesund war oder nicht. Allmählich haben wir eine neue Auffassung entwickelt: den Glauben, daß der Staat ein klares Recht, wenn nicht eine Verpflichtung hat, dafür zu sorgen, daß die Gesundheit seiner Bürger auf eine höhere Stufe gebracht wird.

F. D. ROOSEVELT, 1929.

Vorwort.

Das Buch verdankt seine Entstehung der Sammlung von Material und den Vorbereitungen für Vorlesungen, die aus äußeren Gründen nicht zustande gekommen sind.

Ich hoffe, daß die geschichtliche Entwicklung der Gesundheitsfürsorge, sowohl in dem, was sie gemeinsam in den wichtigsten Kulturländern aufzeigt, als auch in dem, worin sich die verschiedenen Länder voneinander unterscheiden, allen jenen Interesse bietet, die mit Gesundheits- und sozialen Fragen sich beschäftigen.

Ich habe Herrn Stadtmedizinalrat Dr. WILHELM HAGEN, derzeit Bundesministerium des Innern, dafür zu danken, daß er mir manches deutsche Material und manche deutschen Zahlen verschafft hat, die für mich hier nicht erhältlich gewesen wären. Auch für manche Anregungen schulde ich ihm Dank, die ich teils durch sein Buch „Tuberkulose und Tuberkulosebekämpfung", München 1949, teils durch schriftliche Mitteilungen von ihm erhielt.

Auch Herrn Ministerialdirektor Professor Dr. FRANZ REDEKER habe ich für seinen Beistand zu danken.

Ich habe ferner denen, die diese Arbeit anregten, zu danken, vor allem aber dem Emergency Committee in Aid of Displaced Foreign Medical Scientists (Schriftführer und Schatzmeister Herr Dr. ERNST BOAS, New York), das mir Zeit und Muße zu wissenschaftlicher Arbeit und zum Schreiben dieses Buches gab.

New York, August 1950. L. TELEKY

Inhaltsverzeichnis.

Einleitung.

Seit den letzten Jahren des vorigen Jahrhunderts ist in den von uns zu betrachtenden Ländern die Sterblichkeit im allgemeinen sowie die an einzelnen Infektionskrankheiten sehr stark gesunken. Ein Bild davon gibt die folgende Tabelle, die der Kürze und Übersichtlichkeit halber nur über einzelne Jahre berichtet.

Sterblichkeit auf 10 000 der Bevölkerung.

	Allgem. Sterblichkeit	Tuberkulose	Typhus	Säuglingssterblichkeit auf 1000 Lebendgeborene
Deutschland				
1871—1880	272	31,2	4,36[1]	234
1901—1910	187	19,6		199
1940	125	7,7	0,1	64
England und Wales				
1871—1880	214	28,82	3,21	49
1901—1910	154	16,46	0,91	28
1931—1935	120	7,66	0,15	62
1945	120	6,57		46
U.S.A.				
1900	178	19,44	3,13	99,9
1945	96	4,01	0,4	38,3

[1] In den Städten.

Dieser Rückgang der Sterblichkeit ist bedingt durch das Zusammenwirken von wirtschaftlichen, kulturellen, hygienischen Wandlungen und Maßnahmen und auch durch therapeutische Fortschritte (Diphtherie). Die hygienischen Wandlungen sind technisch-hygienischer, bakteriologischer und sozial-hygienischer Natur. Wir sind uns dessen wohl bewußt, daß alle diese Wandlungen eng miteinander zusammenhängen, so daß es, wenn wir von der Wirkung bestimmter Therapien und Schutzimpfungen absehen, ganz unmöglich ist zu sagen, daß eine dieser Wandlungen für sich allein und ausschließlich die Änderung der Sterblichkeit verursacht hat; immer war es das Zusammenwirken mehrerer. Wir wollen uns im folgenden nur mit einem der mitwirkenden Faktoren beschäftigen, mit der Volksgesundheitspflege, den Maßnahmen der sozialen Hygiene.

I. Entwicklung der sozialen Hygiene als Wissenschaft.

1. Allgemeines.

Eine „Geschichte der Hygiene im 19. Jahrhundert" hat A. GOTTSTEIN (Berlin 1901) geschrieben. Die Bekämpfung der Seuchen habe den Anstoß zur Verbesserung der Hygiene örtlich zusammenhängender Gemeinschaften, der Städte, gegeben. Das schnelle Anwachsen der Städte durch die rasche Entwicklung der Industrie erst in England, dann in Deutschland, führte nicht nur zur Anhäufung großer schlecht genährter Volksmassen in unzureichenden Wohnungen, sondern auch zu einer Verschmutzung des Untergrundes durch Unmengen menschlicher Abfallstoffe. Kanalisierung und Versorgung mit einwandfreiem Trinkwasser wurden notwendig. In weiteren Forschungen wurde die Wirkung bestimmter äußerer Einflüsse: Kleidung, Temperatur, Lüftung auf das einzelne Individuum studiert und so die Anforderungen und die Mittel zur Erreichung optimaler Verhältnisse festgestellt. Vor allem aber war es die Bakteriologie, die die Grundlage zur Bekämpfung wichtiger Infektionskrankheiten schuf.

Fußend auf diesen Forschungen wurde durch Zusammenarbeit des Hygienikers mit dem Techniker in der Assanierung örtlich zusammengehöriger Gemeinschaften, vor allem der Städte, durch Kanalisierung, Bau von Wasserleitungen und andere Maßnahmen Außerordentliches geleistet. Es sei als Beispiel auf die Verringerung der Typhussterblichkeit verwiesen.

Die Zahlen aus U.S.A. zeigen uns, wie infolge der anderen geschichtlichen Entwicklung die hygienischen Bestrebungen hier später begannen, aber dann auf das rascheste fortschritten[1].

Die Arbeitsmethoden der Hygieniker, denen man diese großen Fortschritte verdankt, waren naturwissenschaftliche: physiologische, chemische, physikalische. Zu Beginn dieses Jahrhunderts wurde in fast allen hygienischen Instituten der deutschen Universitäten und wohl auch in den meisten andern Ländern nur mit diesen naturwissenschaftlichen Methoden gearbeitet, viele Lehrstühle der Hygiene hatten Bakteriologen inne.

Schon RUDOLF VIRCHOW aber war in der Mitte des vorigen Jahrhunderts, angeregt durch seine im behördlichen Auftrag unternommenen Erhebungen über die Typhusepidemien in Oberschlesien 1848, die

---

[1] Die Bekämpfung der Lepra und der Blattern, zum größten Teil in das vorige Jahrhundert fallend, soll hier nicht erörtert werden.

Choleraepidemie in Berlin 1849, zu der Anschauung gekommen, daß ein innerer Zusammenhang zwischen sozialen Mißständen und Volkskrankheiten bestehe und daß die Aufgabe, jenen rein körperlichen Vorgängen mit Erfolg entgegenzutreten, nicht so sehr dem Arzte und Klinker, als dem Staatsmanne und sozialpolitischen Reformator zufalle (zitiert nach GOTTSTEIN).

Aber erst vom Beginn des 20. Jahrhunderts an entwickelte sich neben der eben geschilderten offiziellen Hygiene die „Soziale Hygiene", die es sich zur Aufgabe machte, „die Einwirkungen sozialer und beruflicher Verhältnisse auf die Gesundheitsverhältnisse festzustellen und anzugeben, wie durch Maßnahmen sanitärer oder sozialer Natur derartige schädigende Einwirkungen verhindert oder ihre Folgen nach Möglichkeit behoben oder gemildert werden können . . ." „Ihre Aufgabe ist es auch, anzugeben, wie die Errungenschaften der Hygiene und der klinischen Medizin jenen zugänglich gemacht werden können, die einzeln und aus eigenen Mitteln nicht imstande sind, sich diese Errungenschaften zunutze zu machen" (TELEKY, 1909). Dieses Fach — einschließlich der Belehrung der Ärzte über ihre Tätigkeit auf dem Gebiet der Sozialversicherung — wurde in Österreich als „Soziale Medizin" bezeichnet, in Deutschland als „Soziale Hygiene". Die Arbeitsmethoden der Sozialen Hygiene waren teils klinische, Massenuntersuchungen, dann aber dem sozialwissenschaftlichen Arbeitsgebiet entnommene Methoden, vor allem die statistische Methode.

Die Wandlung, die sich in der Auffassung des ganzen Wissensgebietes der „Hygiene" seit der Jahrhundertwende vollzogen hat, kann wohl nicht klarer aufgezeigt werden, als durch Gegenüberstellung von Kapiteln eines bekannten Lehrbuches aus der Wende des Jahrhunderts (W. PRAUSNITZ, „Grundzüge der Hygiene", 1. Auflage 1891, 6. Auflage 1902, München, 545 S.) und eines modernen amerikanischen Lehrbuches (W. G. SMILLIE, „Preventive Medicine and Public Health", 1946, New York, 584 S.).

PRAUSNITZ:	SMILLIE:
Die Organisation des öffentlichen Sanitätswesens — 8 Seiten.	Einrichtungen der Gesundheitsverwaltung, freiwillige Einrichtungen zur Gesundheitspflege. Versorgung mit Krankenanstalten und Ärzten — 90 Seiten.
Mikroorganismen — 64 Seiten.	— 0 —
Bekämpfung der Infektionskrankheiten — 56 Seiten.	Ansteckende Krankheiten und deren Verhütung — 150 Seiten.
Darunter Geschlechtskrankheiten — 2 Seiten.	Geschlechtskrankheiten — 36 Seiten.

PRAUSNITZ:	SMILLIE:
Darunter Tuberkulose — 3 Seiten.	Tuberkulose — 23 Seiten.
— 0 —	Statistik und deren Methoden — 54 Seiten.
— 0 —	Kindheitshygiene — 28 Seiten
Schulhygiene, vor allem des Schulhauses und seiner Einrichtungen — 13 Seiten	Schulhygiene — 22 Seiten (fast ausschließlich über Gesundheitspflege des Schulkindes).
und körperliche Ausbildung der Jugend — 2 Seiten.	
Ernährung — 82 Seiten, davon 68 Seiten über einzelne Nahrungsmittel, deren chemische Zusammensetzung, deren Qualitäten und deren Verfälschung.	Ernährungsmängel — 21 Seiten.

PRAUSNITZ behandelt: Luft, Boden, Wasser, Wohnung, Beleuchtung, Leichenbestattung u. a. Bei SMILLIE werden behandelt: Geistige Hygiene, Krebs, Magengeschwüre und eine Reihe anderer Erkrankungen. Ähnlich wie das Buch von SMILLIE sind die „Essentials of Public Health" von W. P. SHEPARD und Mitarbeitern (1948) abgefaßt. Doch haben diese ein Kapitel „Environmental Sanitation" (79 Seiten), behandeln aber dann ausführlich die Tuberkulose und die Geschlechtskrankheiten (zusammen 72 Seiten), Mutter- und Kinderfürsorge (28 Seiten), den Schulgesundheitsdienst (31 Seiten), Belehrung und Gesundheit (26 Seiten).

Vielleicht können wir die Entwicklung in die Worte zusammenfassen: Während des 19. Jahrhunderts (und natürlich bis in unser Jahrhundert hinein) wurden die wissenschaftlichen Grundlagen und die technischen Möglichkeiten für die Gesundheitspflege des einzelnen und örtlicher Gemeinschaften geschaffen. Auf dieser Grundlage und auf Grund genauer Kenntnis der Verhältnisse der unbemittelten Klassen und der Wirkung dieser Verhältnisse auf die Gesundheit, wurde und wird die moderne „Volksgesundheitspflege" aufgebaut, um so die weiten Massen des Volkes der Errungenschaften moderner Forschung teilhaftig werden zu lassen. Daß neben allen den hierauf gerichteten Forschungen und Bestrebungen auch die rein theoretisch naturwissenschaftliche Forschung weiter geht und weiter zu gehen hat, braucht wohl nicht hervorgehoben zu werden.

Eine Darstellung der Geschichte der sozialen Hygiene als Wissenschaft zu geben ist dadurch sehr erschwert, daß hier theoretische Wissenschaft und Praxis so eng verknüpft sind, daß sie schwer voneinander zu trennen sind. Mit einer Ausnahme (A. GROTJAHN) waren die auf dem Gebiet wissenschaftlich Tätigen auch in der Praxis mindestens eines Zweiges der Volksgesundheitspflege tätig, so daß ihre Namen und die meisten ihrer Veröffentlichungen besser bei Besprechung der einzelnen Zweige der Volksgesundheitspflege genannt werden.

Nur einige allgemeine Veröffentlichungen und die Namen ihrer Verfasser seien schon hier erwähnt und die Stellung der sozialen Hygiene (Medizin) an den Universitäten besprochen.

2. Deutschland.

In Deutschland hat als erster S. NEUMANN in einer 1843 in Berlin erschienenen Broschüre von „Sozialer Medizin" gesprochen. Dann hat — wie bereits erwähnt — VIRCHOW (1848) den engen Zusammenhang zwischen sozialen und Gesundheitsverhältnissen hervorgehoben und in der von ihm und NEUMANN 1848 geschaffenen Zeitschrift „Medizinische Reform" mehrfach betont. 1905 wurde vor allem auf R. LENNHOFFS und A. GROTJAHNS Veranlassung der „Verein für soziale Medizin, Hygiene und Medizinalstatistik" in Berlin gegründet. Von 1901 an gaben ALFRED GROTJAHN und FRIEDRICH KRIEGEL die „Jahresberichte über Soziale Hygiene und Demographie" heraus (bis 1915 bei G. Fischer, Jena, 1916—1923 bei R. Schoetz, Berlin). Gleichzeitig leiteten beide von 1906 an die „Zeitschrift für Soziale Medizin", die von 1910 an unter dem Namen „Archiv für Soziale Hygiene" von E. ROESLE, dann von F. ROTT unter ähnlichem Namen weitergeführt wurde.

Erwähnt sei auch schon hier die vom Kaiserin-Augusta-Viktoria-Haus, Berlin (Leiter Prof. LANGSTEIN), herausgegebene Zeitschrift für Säuglingsschutz (1906—1916), dann fortgesetzt als „Zeitschrift für Säuglings- und Kleinkinderschutz".

1910 erschienen die „Wiener Arbeiten aus dem Gebiete der Sozialen Medizin", herausgegeben von L. TELEKY: erst bei M. Perles, Wien, dann als Beihefte zur Zeitschrift „Das Österreichische Sanitätswesen".

1912 erschien, herausgegeben von A. GROTJAHN und I. KAUP das 2 Bände starke „Handwörterbuch der Sozialen Hygiene". Im selben Jahr A. GROTJAHNS „Soziale Pathologie", 1914 veröffentlichte L. TELEKY „Vorlesungen über Soziale Medizin" 1. Teil: „Die medizinalstatistischen Grundlagen". 1925—1927 erschien das sechsbändige „Handbuch der sozialen Hygiene und Gesundheitsfürsorge", herausgegeben von A. GOTTSTEIN, A. SCHLOSSMAN, L. TELEKY, das Standardwerk unserer Wissenschaft.

*

Es war das natürliche Bestreben der auf diesem Gebiet Arbeitenden, sich an den Universitäten Lehrgelegenheit und Forschungsstellen zu schaffen. Im Mai 1909 hielt L. TELEKY an der Wiener Universität seine Antrittsvorlesung als Privatdozent über „Aufgaben und Ziele der Sozialen Medizin". Im Jahre 1912 wurde in München I. KAUP außer-

ordentlicher Professor für Soziale Hygiene. I. KAUP hatte zuerst als
Amtsarzt im österreichischen Handelsministerium beim Studium der
Bleivergiftung in verschiedenen Betrieben Wertvolles geleistet, dann als
Leiter der sozialhygienischen Abteilung bei der Preußischen Zentral-
stelle für Volkswohlfahrt insbesondere auf dem Gebiet der Volksernährung und der Jugendfürsorge wissenschaftlich und praktisch ge-
arbeitet. Im selben Jahre habilitierte sich A. GROTJAHN als Dozent für
Soziale Hygiene an der Universität Berlin. All die Genannten erhielten
gleichzeitig oder kurz nachher kleine Institute, mit einer Fachbibliothek
ausgerüstete Arbeitsräume an der Universität. Der Name des neuen
Fachs war an der österreichischen Universität „Soziale Medizin", in
Deutschland „Soziale Hygiene". Im deutschen Sprachgebrauch hat sich
diese letztere Bezeichnung durchgesetzt, während der Ausdruck „Soziale
Medizin" für das Wissensgebiet verwendet wird, das genauer als „Sozial-
versicherungs-Medizin" zu bezeichnen wäre. In England und U.S.A.
setzt sich neuerdings die Bezeichnung „Soziale Medizin" durch.

3. England.

In England, wo die Industrialisierung und das Zuströmen zu den
Städten früher beginnt als in irgendeinem andern Lande, setzen auch
die Bestrebungen zum Schutze bestimmter Arbeitergruppen, der Kinder,
der Jugendlichen und der Frauen frühzeitig, schon zu Beginn des
19. Jahrhunderts ein (vgl. TELEKY, „History of Factory and Mine
Hygiene", New York 1948). Bald aber traten Bestrebungen zur Hebung
der Gesundheit der gesamten Arbeiterklasse hervor. Als die ersten oder
wenigstens die bedeutendsten unter den auf diesem Gebiet Führenden
seien hier genannt: E. CHADWICK (1800—1890), „Report on an Inquiry
into the Sanitary Condition of the Labouring Population of Great
Britain" (London 1842), dann Dr. SOUTHWOOD SMITH (1788—1861).
Die große Zahl von Forschern, die vor allem die soziale und wirtschaftliche Lage der Arbeiterbevölkerung untersuchten, daneben aber auch
die gesundheitliche Lage berücksichtigten, soll hier nicht aufgezählt
werden. Genannt seien jedoch FR. ENGELS, CH. BOOTH.

Einblick in die gesundheitliche Lage der Arbeiter sowie der unbemittelten Bevölkerung verschafften uns vor allem die Veröffentlichungen des staatlichen Statistischen Amtes „Supplements to the
Annual Reports of the Registrar-General's of Births, Death and Marria-
ges". W. FARR führte hier zuerst für die Jahre 1860/61 eine Sterblichkeits-
statistik für die männliche Bevölkerung nach Berufen durch. Diese
Untersuchungen sind seither alle 10 Jahre für das Volkszählungsjahr
durchgeführt worden, die letzte für die Jahre 1930—1932, und haben
eine ungeheure Fülle von wertvollstem Material für Forschung und
Praxis geliefert. Es ist nicht nur die einzige durch fast ein Jahrhundert

fortgeführte Statistik der Berufssterblichkeit, sondern auch — abgesehen von einer niederländischen Statistik 1908—1911 — die einzige wirklich verläßliche. Seit 1910 wird auch eine Statistik der Sterblichkeit nach 5 sozialen Klassen ausgearbeitet und veröffentlicht und ein Bericht über die Statistik der Fruchtbarkeit und der Säuglingssterblichkeit nach Beruf und der sozialen Klassenzugehörigkeit der Väter. Die Veröffentlichung über 1931 berichtet auch über die Sterblichkeit verheirateter Frauen nach der Beschäftigung der Ehegatten und unverheirateter Frauen nach ihrer eigenen Beschäftigung.

Eine Anzahl von Veröffentlichungen aus dem Gebiet der Sozialen Medizin findet sich unter den Arbeiten aus dem Medicinal Research Council, so eine Studie über die sozialen und wirtschaftlichen Ursachen der Rachitis (M. FERGUSON, L. FAIRLAY 1918), über soziale Verhältnisse und Ernährung der Mutter in ihrem Einfluß auf das Geburtsgewicht (M. B. MURRAY, 1924), über Lungentuberkulose (1919) u. a.

Von andern Arbeiten auf diesem Gebiete seien erwähnt: E. L. COLLIS and Major GREENWOOD: „The health of the industrial worker", London 1921, und die zahlreichen Veröffentlichungen des zweitgenannten, der im British Journal of Industrial Medicin, Januar 1946 schreibt: „Die allgemeine Sterblichkeit in England und Wales wurde bis in die letzten 30 Jahre des 19. Jahrhunderts nicht besser, sondern war wahrscheinlich tatsächlich schlechter, als sie in den ersten 15 Jahren des Jahrhunderts war, trotz der Arbeiterschutzgesetze. Hätten unsere Vorfahren die Übel im Fabrikleben ganz vernachlässigt, aber für bessere Wohnungen gesorgt, so hätte — wie ich glaube — die Sterblichkeit ein Jahrhundert früher zu sinken begonnen."

Erwähnt seien ferner die Bücher von H. M. VERNON: „Health and Environment", London 1937 und „Health in relation to occupation", London 1939.

Trotz so zahlreicher und bedeutender Vorarbeiten wurden erst 1943 Institute für Soziale Medizin an den englischen Universitätsinstituten errichtet, und zwar durch den Nuffield Provincial Hospital Trust, an den Universitäten von Oxford und Birmingham, ferner eines in Edinburgh. Es sind dies große Institute mit einem Stab von Mitarbeitern aus den verschiedensten Gebieten: Statistikern, Epidemiologen, Ernährungswissenschaftlern, physiologisch geschulten Kräften. Der Leiter des Oxforder Institutes of Social Medicine ist JOHN A. RYLE.

4. U.S.A.

In U.S.A. sind einzelne Zweige der Sozialen Medizin — ebenso wie dies in anderen Ländern der Fall war — seit langem gepflegt worden. Darauf soll noch später zurückgekommen werden.

Verschiedene kleinere Veröffentlichungen über einzelne Probleme sind in den Public Health Reports, größere in Public Health Bulletins, beide veröffentlicht vom U. S. Health Service, erschienen. So schon 1904 eine Veröffentlichung über Lungenheilstätten; 1913 über Schulhygiene, 1914 über Tuberkulose, 1913 und 1915 über die Lebensverhältnisse wandernder Erntearbeiter. Es folgten später weitere Veröffentlichungen über Säuglingspflege, über Tuberkulose und über Geschlechtskrankheiten. Sehr zahlreiche Bulletins behandeln gewerbehygienische Fragen. Insgesamt sind bisher 300 Bulletins erschienen. Seit dem ersten Jahrzehnt des Jahrhunderts wird ein „Veneral Diseases Bulletin" zur freien Verteilung herausgegeben. Der Milbank Memorial Fund veranlaßte eine große Anzahl sozial-hygienischer Arbeiten, u. a. auch ein Buch von C. E. A. WINSLOW „Health in the Farm and the Village" (Gesundheit am Bauernhof und im Dorfe); dann folgte eine Anzahl von Veröffentlichungen über Versorgung Unbemittelter mit ärztlicher Hilfe. Daß die Gesundheitsfürsorge auch in den gebräuchlichen Lehrbüchern ausführlich behandelt wird, ist oben erwähnt worden. Trotz alledem war aber die Soziale Hygiene in U.S.A. nicht als besonderes Fach, weder bei Behörden noch an Universitäten anerkannt; ihr Inhalt fällt unter das weitere Fach der „Preventive Medicine".

Von einem Committee der New York Academy of Medicine zum Studium über die ärztliche Versorgung der Bevölkerung ging die Idee aus, im Zusammenhang mit der 100jährigen Jahresfeier der Academy 1947 ein Institute of Social Medicine zu schaffen. Im Vorwort zu dem aus diesem Anlaß herausgegebenen Buch sagt der President der Academy GEORGE BAEHR: „In this country social medicine is everybody's business, but nobody's responsibility." (In diesem Lande ist soziale Medizin jedermanns Angelegenheit, aber niemand ist dafür verantwortlich.) Wir wissen, daß Armut, Ernährungs-, Wohnungs- und Arbeitsverhältnisse einen starken Einfluß auf die Häufigkeit gewisser Erkrankungen ausüben. Aber wir sind in Erforschung und Beseitigung der besonderen einzelnen Faktoren noch nicht sehr weit fortgeschritten. Dazu soll das neue Institut beitragen und das Buch, das im Auftrag der Academy von JAGO GALDSTON herausgegeben wurde, „Social Medicine. Its Derivations and Objectives" (Soziale Medizin, ihr Ausggangspunkt und ihre Ziele) New York, 1949. Es enthält eine Geschichte der Sozialen Medizin (O. TEMKIN, G. ROSEN, H. SHRYOCK, H. E. SIGERIST), dann eine Reihe von Aufsätzen über die Abgrenzung des Wissensgebietes, seine Beziehungen zur Epidemiologie, Psychiatrie, Ernährung.

II. Versorgung mit Ärzten, Krankenhäusern, geburtshilflichem Beistand.

1. Allgemeines.

Die Medizin hat in den letzten Jahrzehnten eine gewaltige Ausdehnung und Vertiefung erfahren. So wie das allumfassende Wissen des Gelehrten des 15. Jahrhunderts heute unmöglich wäre, so ist es heute auch unmöglich, daß ein Arzt alle Gebiete der Medizin, alle ihre Untersuchungs- und Behandlungsmethoden vollkommen beherrscht. Diese Tatsache hat zu weitreichenden Wandlungen innerhalb des Ärztestandes und in seiner Stellung zum Kranken geführt. Schon vor 50 und mehr Jahren mußte auch der bestgeschulte Hausarzt oder Familienarzt in manchen Fällen den Spezialisten, den Fachmann eines Sondergebietes als „Consiliarius" heranziehen. Aber das war doch nur in besonderen und Ausnahmsfällen notwendig. Im allgemeinen stand der Hausarzt den Familienmitgliedern in allen ihren Nöten bei. Der Arzt, der die Frau entbunden hat, der die Kinder in schwersten Krankheiten behandelte, das gebrochene Bein des Familienvaters in Gipsverband legte — der hatte als „Hausarzt" eine Stellung als Freund und Berater selbst in nicht rein medizinischen Dingen, die heute — da in fast allen schwierigen Lagen ein Spezialist der behandelnde Arzt ist — kein „Hausarzt" mehr erringen kann. Man mag diese Wandlung — die wahrscheinlich in vielen rein ländlichen Gebieten sich noch nicht vollkommen vollzogen hat — bedauern, aber sie läßt sich nicht ändern. Dazu kommt, daß durch die Fülle von Untersuchungen, die heute in vielen Fällen für notwendig gehalten werden, der ganze Betrieb der Diagnosenstellung und Behandlung viel komplizierter geworden ist, daß der behandelnde Arzt — auch der Spezialist — eine Fülle von chemischen und physikalischen Untersuchungen, die nur mit besonderen Behelfen oder in Instituten ausführbar sind, benötigt. Die Konsequenzen aus diesen Tatsachen scheinen als erste die Brüder Majo, Rochester, Wisconsin (U.S.A.) gezogen zu haben, die in ihrem Krankenhaus einen wohlorganisierten Betrieb zur Durchführung aller Untersuchungen und zu gemeinsamer ärztlicher Beratung auf Grund aller Befunde schufen. Zwar hatte schon früher jedes größere Krankenhaus die Möglichkeit zu alldem in sich, aber die Organisierung zur einheitlichen Zusammenfassung bei jedem einzelnen Patienten fehlte. Durch diese Organisierung entstand das, was man heute in U.S.A. als „group medicine" bezeichnet: die Zusammenfassung von Ärzten der verschiedensten Fächer und der verschiedensten Laboratorien in einem Gebäude, die nun bei Untersuchung jedes Kranken — soweit es notwendig ist — zusammenarbeiten, wo jeder Kranke, der einen Arzt dieser Gruppe aufsucht, der Hilfe aller andern dieser Gruppe sicher ist.

Etwas ganz ähnliches, aber nicht organisiert durch den privaten Zusammenschluß mehrerer Ärzte, sondern eingerichtet von irgendwelcher Gemeinschaftszwecken dienenden Stelle: Versicherungsorganisation oder Behörde, ist das „Health Centre" im englischen Sinne, während in U.S.A. beim „Health Centre" meist die Gesundheitsfürsorge im Vordergrund steht, es die Zusammenfassung mehrerer Fürsorgestellen, Ambulatorien und der notwendigen Laboratorien in einem Gebäude bedeutet.

Ich würde glauben, daß diese group medicine (Gruppenmedizin) an sich einen großen Fortschritt bedeutet, weil sie einerseits dem Patienten eine umfassende Untersuchung und eventuell Behandlung sichert, anderseits den Gang von Untersuchungen und Behandlung wesentlich vereinfacht. Mag sich der einzelne, vor allem der einzelne Arzt oder die Ärzteorganisation wie immer dazu stellen — die englische Ärzteschaft wünscht die Einrichtung von Health Centres —, die Entwicklung der Medizin führt zu diesen Einrichtungen, und jeder hat sich mit ihnen abzufinden.

Die Entwicklung hat aber nicht nur zu einer andern Stellung des Arztes in der Bevölkerung geführt. Der höher gewordene Bildungsstand der Gesamtbevölkerung zusammen mit den Fortschritten der Therapie und deren sichtbaren Erfolgen hat auch das Bedürfnis der Bevölkerung nach dem Arzt ungemein gesteigert, und ebenso das nach Krankenhauspflege. Die Zeiten, da weite Kreise der Bevölkerung Krankheit als unabwendbares Schicksal hinnahmen, da diese Kreise zu Krankheit von Säuglingen und Greisen überhaupt keinen Arzt zuzogen — wenn aber, so nur um den behördlich verlangten Totenschein auszufüllen —, diese Zeiten sind vorüber. Mit den Fortschritten, die die Chirurgie, die innere Medizin und die Spezialfächer gemacht, hat die Bevölkerung mehr Zutrauen zur ärztlichen Kunst gewonnen; sie empfindet ein größeres Bedürfnis nach ärztlichem Rat und Hilfe. Die Krankenversicherung hat dazu geführt, daß diese auch dem Wenig- und Unbemittelten zur Verfügung stehen und hat unendlich viel dazu beigetragen, das Verständnis für den Nutzen ärztlichen Beistandes auch in den „untersten" Volksschichten zu wecken und zu vermehren.

Dies Bedürfnis und Verständnis führte zu einer Vermehrung des ärztlichen Standes in allen Ländern und trug auch ebenso zur Entwicklung des Krankenhausbaues bei.

*

Es ist hier nicht der Ort, auf die Entstehung und Entwicklung des *Krankenhauswesens* in früheren Jahrhunderten einzugehen. Es muß aber darauf hingewiesen werden, daß die berühmten Krankenanstalten am Ende des 18. Jahrhunderts sich in einem für unsere Begriffe schrecklichen Zustand befanden: in den Pariser Krankenanstalten lagen 3 bis 4 Personen in einem Bett, die sich gegenseitig infizierten. Miss FLORENCE NIGHTHINGALE war es, die nach ihren Erfahrungen im Krimkrieg (1854) in allen Kulturländern Reformen herbeiführte.

Die Krankenanstalten auch späterer Zeit dienten vorwiegend der Pflege hilfloser Kranker und der Versorgung der Alten und der verlassenen Kinder, erst in zweiter Linie der Kranken-„Behandlung". Selbst VIRCHOW, der im dritten Viertel des 19. Jahrhunderts zuerst für Berlin, dann für andere Städte Pläne für Spitalsbauten ausarbeitete, dachte in erster Linie an Pflegeanstalten, dann an Stätten der Forschung und Ausbildung von Ärzten. Er hatte den Gedanken, daß Krankenhäuser in erster Linie der Heilung dienen sollten, sich noch nicht zu eigen gemacht (GOTTSTEIN). In England tritt die Entwicklung von Krankenhäusern aus Armeneinrichtungen noch viel klarer zutage (siehe später). In weiten Volkskreisen aller Länder bestand große Scheu vor den Krankenhäusern, der Pflegestätte für die Ärmsten. Diese Auffassung änderte sich erst mit der Entwicklung der Chirurgie durch Antisepsis und Asepsis. Zu chirurgischen Eingriffen waren nun Einrichtungen und Vorkehrungen notwendig, die auch im Haushalt des Wohlhabenderen nicht beschafft werden konnten. Das machte den Bau neuerer und besser eingerichteter Krankenhäuser notwendig und brachte die Angst vor dem Krankenhaus, das nun nicht nur von Armen, sondern auch von einer weiteren Schicht Bemittelter zum Zwecke operativer Eingriffe aufgesucht werden mußte, zum Schwinden. Dann führten die Fortschritte der inneren Medizin dazu, daß Untersuchungen notwendig wurden, Laboratoriumsuntersuchungen, Röntgenuntersuchungen u. a. und Behandlungsmethoden, deren Umständlichkeit auch die an inneren Erkrankungen leidenden nicht armen Personen ins Krankenhaus führte. Das Krankenhaus, früher eine Pflegeanstalt für Arme und Obdachlose, wurde so zu einer Heilanstalt.

Von großer Bedeutung in dieser Richtung ist auch die Entwicklung des Krankenpflegewesens. Wurde dies früher ganz ungebildeten Frauen ohne jede krankenpflegerische Schulung überlassen, so änderte sich dies von der Mitte des 19. Jahrhunderts an. Pastor FLIEDNER in Kaiserswerth war der erste, der die Ausbildung zur Krankenpflege auf eine höhere Stufe hob, die „Kaiserswerther Diakonissinnen" erfreuten sich großen Ansehens. Auch andere Organisationen sorgten dann für Ausbildung von Krankenpflegerinnen. Dann wurde eine staatliche Regelung mit staatlicher Prüfung eingeführt. In Preußen wurde seit dem zweiten Jahrzehnt dieses Jahrhunderts eine zweijährige Ausbildungszeit vorgeschrieben. Die Engländerin FL. NIGHTINGALE verbrachte selbst einige Zeit bei Pastor FLIEDNER, und in England ging von ihr die Reform des

Pflegerinnenwesens aus. Auch in den meisten Staaten von U.S.A. steht das Pflegerinnenwesen auf hoher Stufe und ist staatlich geregelt.

2. Deutschland.

In Deutschland wirkten sich alle die erwähnten Momente in ihrem Einfluß auf Ärztestand und Krankenhauswesen voll aus, weil durch die Sozialversicherung jede Art ärztlicher und Krankenhausbehandlung dem Arbeiter zugänglich gemacht wurde (im Gegensatz zu den in dieser Richtung ursprünglich sehr beschränkten Bestimmungen des englischen Gesetzes).

Ärzte. Die relative Zahl der Ärzte (Zahl der Ärzte im Verhältnis zur Bevölkerungszahl) stieg in nicht ganz 60 Jahren auf mehr als das Doppelte.

	Auf 10000 Einwohner kommen Ärzte	Auf 100 km² kommen Ärzte	Auf einen Arzt Einwohner
1876	3,2	2,5	3112
1909	4,8	5,7	2080
1934	7,2	10,1	1380

Es gab in Deutschland 1876 13 728 Ärzte, 1934 — in dem verkleinerten Reichsgebiet — 47 275. 1948 kamen, wenn wir Westzone und Ostzone zusammenrechnen, annähernd — genaue Zahlen lassen sich nicht ermitteln — 10,2 Ärzte auf 10000 Einwohner, ein Arzt auf 950 Einwohner. Die Verteilung der Ärzte zwischen Stadt und Land und in den verschiedenen Gegenden war jedoch eine sehr ungleichmäßige. So kommen 1934 in Berlin 15,9 Ärzte auf 10000 Einwohner, in Hamburg 12,5, in der Rheinprovinz 7,1, in Oberschlesien 4,4.

Zahnärzte gab es in Deutschland . . . 1876 498 0,12 auf 10000 Einwohner
1934 11 247 1,72 ,, 10000   ,,
Außerdem Dentisten . . . . 1898 4376 0,82 ,, 10000   ,,
1934 19 998 3,07 ,, 10000   ,,

Auch hier gab es große örtliche Unterschiede. So hatte Berlin 3,3, Hamburg 3,5, die Rheinprovinz 1,6 Zahnärzte auf 10000 Einwohner, dazu Dentisten für die genannten Gebiete 6,0, 6,3, 2,3.

Die Zahl der Fachärzte unter den Ärzten läßt sich nicht so weit zurückverfolgen, da diese in Deutschland erst seit 1927 ausgezählt werden. In diesem Jahre waren 17,2% der Ärzte Fachärzte, 1934 19,6%. Im Jahre 1934 waren zum erstenmal die Fachärzte für innere Krankheiten, Kinderkrankheiten, Geistes- und Nervenkrankheiten getrennt ausgezählt; das ergibt einen weiteren Prozentsatz von 11,8%. Es haben sich also insgesamt 31,4% der Ärzte als Fachärzte bezeichnet.

Krankenhäuser. Noch viel stärker als die Zahl der Ärzte stieg die relative Zahl der Krankenhausbetten — auf nahezu das Vierfache. Die Ursache hierfür ist in Deutschland neben den oben erwähnten allgemein gültigen Umständen in der Sozialversicherung zu finden. Der Arbeiter hatte infolge dieser nicht mehr das Gefühl, in einer Wohltätigkeitsanstalt aus Barmherzigkeit aufgenommen zu werden, sondern als zahlender gleichberechtigter Kranker. Der Zuzug bemittelter Kranker, noch mehr aber die große Zahl der auf Kosten der Krankenversicherung im Krankenhaus Verpflegten, gab die Mittel zu immer weiterem Ausbau des Krankenhauswesens.

	Es kamen in Deutschland Betten auf 10 000 Einwohner		Auf 10 000 Einwohner Zahl der Verpflegten	Auf 1000 Frauen im Alter von 15—45 Jahren Betten in Entbindungsanstalten	Zahl der in Entbindungsanstalten Verpflegten auf 10 000 Frauen im Alter von 15—45 Jahren
	in allen Heilanstalten	Allgemeinen Krankenhäusern			
1877	25	17	93,2	2,1	10,8
1900	46	29	211,5	2,6	24,2
1920	77	52	438,2	4,0	58,1
1935	94,2		540,2	9,8	115,0

1877 waren 16,4% der Anstalten von Privaten errichtet und erhalten
1910   32,8%
1920   14,8%
1936   12,8%

Die deutschen statistischen Ausweise unterscheiden zwischen „Öffentlichen Krankenanstalten", „Freien gemeinnützigen Anstalten" und „Privaten Krankenanstalten". Nur die letzteren sind auf Gewinn berechnet. Von den Anstalten waren 1938 45% öffentliche, 31,3% freie gemeinnützige, 23,7% private. Doch sind diese letzteren überwiegend kleine Anstalten. 63% hatten unter 25 Betten, wohingegen von den „öffentlichen" 23,4% über 150 Betten hatten. 1938 waren 63% der Betten in öffentlichen Krankenanstalten, 31% in freien gemeinnützigen, nur 6% in privaten Anstalten.

Die Statistik unterscheidet auch zwischen „Allgemeine Krankenhäuser und Abteilungen" und den verschiedenen Spezialanstalten. Im Jahre 1938 waren von den insgesamt 4988 Anstalten 2204 „allgemeine"; hingegen waren für alle Arten von Erkrankungen des Geistes und des Nervensystems nur 393 vorhanden.

Was aber sozialhygienisch von größter Bedeutung ist: für die versicherten Pfleglinge zahlen die Krankenhauskosten die betreffenden Versicherungsorganisationen, für unbemittelte Nichtversicherte haben die Bezirks- und Landes-Fürsorgeverbände die Kosten zu tragen (früher Orts-Armenverbände); Bemittelte haben sie selbst zu tragen.

In den deutschen Krankenhäusern ist die Organisation des ärztlichen Dienstes fast stets in der Art getroffen, daß jede Abteilung von einem in diesem Fach besonders erfahrenen Arzt geführt wird, der die volle Verantwortung für die Behandlung aller Kranken dieser Abteilung trägt. Er wird von der das Krankenhaus führenden Organisation oder Behörde ernannt und es wird von ihm stets eine hohe Qualifikation und langjährige Assistententätigkeit an einer Universitätsklinik oder sonst einem sich guten Rufs erfreuenden großen Krankenhause verlangt. Er ist nicht vollamtlich angestellt, hat einige Stunden täglich im Hause zu arbeiten und erhält hierfür eine feste Bezahlung. Ihm stehen bezahlte Assistenten und andere Hilfsärzte zur Seite. In den größeren Anstalten arbeiten auch meist unbezahlte, in Ausbildung begriffene Ärzte. Die Ärzte, die Kranke in das Krankenhaus eingewiesen haben, haben mit deren Behandlung — solange sie im Krankenhaus sind — nichts zu tun.

Die mit einer Universität in Verbindung stehenden Krankenhäuser und viele andere große Krankenhäuser haben Ambulatorien, in denen unbemittelte Kranke unentgeltlich behandelt werden.

Geburtshilflicher Beistand. In allen deutschen Ländern ist für die Ausbildung der Hebammen Sorge getragen worden. Überall haben sie nach bestimmten Vorschriften, die ihnen während der Ausbildungszeit gelehrt werden, zu arbeiten. Die Ausbildung erfolgt an besonderen Hebammen-Lehranstalten, beträgt mindestens 9 Monate (Baden, Württemberg u. a.), höchstens 18 Monate (Preußen) und schließt mit einer Prüfung, deren Ablegung Voraussetzung für Ausübung des Berufes ist. In preußischen Hebammen-Lehranstalten erhalten die Hebammenschülerinnen auch Unterricht in der Säuglingspflege.

Der erste Paragraph des Hebammengesetzes von 1922 spricht aus, daß jeder Frau in Preußen Hebammenhilfe zusteht, die sich auf Beratung während der Schwangerschaft, Hilfe bei der Geburt, Versorgung der Wöchnerin im Wochenbette und des Neugeborenen, Beratung über Pflege und Stillen des Kindes zu erstrecken hat. Da im letzten Jahrzehnt die Geburtenzahl und damit Beschäftigung und Einkommen der Hebammen sehr gesunken waren, führt das Gesetz — vorher konnte jede Hebamme (nach Ablegung der Prüfung) sich niederlassen wo sie wollte — gewisse Beschränkungen ein. Die Hebamme muß bei der Stadt oder dem Kreis um Niederlassungsgenehmigung ansuchen und diese soll nur dann gegeben werden, wenn der Bedarf an Hebammen im Bezirke nicht ausreichend gedeckt ist. Auch kann bei Erteilung der Genehmigung das Wohnen in einem bestimmten Teil des Bezirkes aufgetragen werden. Erreicht eine Hebamme das vorgesehene Einkommensminimum nicht, so hat der Kreis bzw. die Gemeinde den Fehlbetrag zu ersetzen. Auch hat diese Stelle, wenn sich die Hebamme freiwillig gegen Berufsunfähigkeit oder Invalidität versichert, dazu einen Beitrag zu leisten.

Die Zahl der Hebammen hat in Deutschland in dem letzten Jahrzehnt ständig abgenommen, sehr stark aber auch die Zahl der auf jede Hebamme entfallenden Geburten.

	Hebammen insgesamt	Auf 1000 Einwohner	Auf 100 km²	Auf je eine Hebamme kamen Geburten
1876	33134	7,72	6,1	55,4
1909	37736	6,94	6,98	54,8
1934	25911	3,97	5,63	38,0

Von den Hebammen waren 1932 908 (3,5%) in Anstalten tätig, 6128 (23,5%) für räumlich abgegrenzte Bezirke fest angestellt, der Rest (darunter auch die mit garantiertem Mindesteinkommen) 73% frei praktizierend. Von diesen letzteren waren 9,8% über 65 Jahre alt.

Trotz der behördlichen Vorsorge für bessere Ausbildung und bessere Verteilung der Hebammen über das Land, hat die Zahl der Anstaltsentbindungen zugenommen, wenn auch verschieden in verschiedenen Gebieten.

In Hamburg wurden von den ehelich Geborenen in Anstalten geboren:

$$1901—1905 \ldots \quad 1,27\%$$
$$1906—1910 \ldots \quad 2,32\%$$
$$1920 \ldots \ldots \quad 21,81\%$$
$$1933 \ldots \ldots \quad 62,02\%$$

Im Rheinland betrug die Zahl der Anstaltsentbindungen:

$$1926 \ldots \ldots \quad 14,1 \%$$
$$1936 \ldots \ldots \quad 29,77\%$$

Im Regierungsbezirk Düsseldorf stieg sie in dieser Zeit von 14,9% auf 36%, in der Stadt Düsseldorf von 44,5% im Jahre 1927 auf 70,1% im Jahre 1937.

Auch in anderen Städten war der Prozentsatz der in Anstalten Geborenen 1933 hoch: Wiesbaden 65,3%, Königsberg 41,4%, Aachen 43,7%; in Köslin nur 10,45%. Im allgemeinen war dieser Prozentsatz niedrig in Landkreisen; unter den im Gesundheitsstatistischen Auskunftsbuch ausgewiesenen Landkreisen am höchsten im Landkreis Düsseldorf mit 17%, im Landkreis Münster 16,0%, meist aber war er 2—5%.

Wie sehr die Zahl der Entbindungsanstalten zugenommen hat, mag aus folgenden Daten hervorgehen. Nach KELLER gab es in Deutschland vor dem Jahre 1900 38 „Wöchnerinnenasyle und Entbindungsanstalten". In den Jahren 1901—1910 wurden 18 weitere gegründet — allerdings sind hier Hebammen-Lehranstalten und Universitäts-Frauenkliniken nicht eingerechnet —.

1932 gab es Entbindungsanstalten und -Abteilungen in:

Öffentlichen Krankenhäusern 253
Freien gemeinnützigen Anstalten 261
Privaten Anstalten 278
——
792

Die Zunahme der Anstaltsentbindungen ist nur zum Teil auf dieselben Ursachen zurückzuführen wie der oben erwähnte Zug nach dem Krankenhaus. Es spielen da rein privatwirtschaftliche Gründe mit: infolge der erhöhten Berufstätigkeit der Frauen stehen der Entbundenen heute nicht so viele unbeschäftigte Frauen und Mädchen aus der Verwandtschaft zur Verfügung, die mit Freude die Pflege übernehmen. Auch die Zahl der Hausgehilfinnen hat abgenommen und viele junge Frauen des Mittelstandes führen heute ihren Haushalt allein; es kommt also auch die Pflege durch eine Hausgehilfin bei weitem nicht so häufig in Betracht wie früher. Die einer Entbindung und Wochenbett entgegensehende Frau ist aber sicher, wenigstens für eine Woche in der Anstalt alles zu finden, was sie und ihr Kind benötigen.

Gegen diese Entwicklung konnte eine Propaganda des Reichsärzteführers, dessen Mutter eine angesehene Berliner Hebamme war, und auch ein Runderlaß des Reichsministers des Innern nicht aufkommen.

Das Hebammengesetz vom 21. Dezember 1938 wiederholt den Grundsatz, daß jeder Frau das Recht auf geburtshilflichen Beistand und Wochenhilfe zusteht, sagt weiter, daß jede Schwangere rechtzeitig eine Hebamme zuzuziehen hat. Jeder Arzt ist verpflichtet dafür zu sorgen, daß eine Hebamme zur Geburt zugezogen wird. Jeder Hebamme wird — wie auch nach dem früheren Gesetz — ein Mindesteinkommen garantiert. Vielbeschäftigte Hebammen haben einen Teil ihrer Einnahme an einen Fond zur Gewährleistung dieses Mindesteinkommens abzuführen.

3. England.

Ärzte. Die Entwicklung in der Versorgung mit Ärzten im Durchschnitt in England und Wales zeigt die folgende Tabelle:

	Auf 10000 Einwohner kommen Ärzte	Auf 100 km² kommen Ärzte	Auf einen Arzt kommen Einwohner
1880	5,9	10,0	1700
1910	6,8	16,2	1655
1937	7,15	23,9	1120

Im Jahre 1946 betrug die Zahl der praktischen Ärzte rund 21000, von denen sich Ende 1948 18165 zum National Health Service (Gesundheitsdienst) gemeldet hatten, die der Spezialärzte rund 10000.

Krankenhäuser. Über die Zahl der Krankenanstalten und der Krankenbetten in England einen historischen Überblick zu geben ist schon deshalb besonders schwer, weil manche der alten nach dem Poor Law (Armengesetz) errichteten „Workhouses" zum Teil zur Verpflegung von Kranken dienten. Noch mehr war dies der Fall nach Umwandlung einer Anzahl von ihnen in „Poor Law Institutions". Dazu kommt noch das Überwiegen der „voluntary hospitals", die durch freiwillige Spenden und Stiftungen erhalten wurden. Die meisten öffentlichen Spitäler waren im 19. Jahrhundert entweder als Poor Law Krankenhäuser oder Poor Law Institutions gebaut worden, andere als Krankenhäuser für ansteckende Krankheiten. Erst 1875 erhielten die Local authorities (örtlichen Behörden) das Recht, allgemeine Krankenhäuser zu errichten. Von dieser Ermächtigung wurde aber anfänglich wenig Gebrauch gemacht. Erst in späteren Jahren nimmt die Zahl der von den örtlichen Behörden errichteten und erhaltenen Krankenhäuser stark zu.

Nach dem Bericht des PEP (Political and Economical Planning, Report on the British Health Services) gab es in England und Wales im Jahre 1936:

Durch freiwillige Beiträge erhaltene allgemeine Kranken-
häuser . . . . 893 mit 72752 Betten
Allgemeine, auf öffentliche Kosten erhaltene Kranken-
häuser . . . . 111 „ 55988 „
Krankenhäuser und Pflegeanstalten nach dem Armengesetz 466 „ 73905 „

Von den örtlichen Behörden erhaltene Einrichtungen für spezielle Zwecke:

für Tuberkulose . . . . 191 mit 16997 Betten
Entbindungsanstalten . . . . 96 „ 1703 „
für Blattern . . . . 310 „ 6899 „
für andere Infektionskrankheiten . . . . 621 „ 32575 „

2688 mit 260819 Betten

Das sind 63 Betten auf 10000 Einwohner. Auffallend ist die große Zahl der Betten, die für Blattern und andere akute Infektionskrankheiten bestimmt waren.

Nach einem Bericht des Gesundheitsministers sind 3118 Krankenhäuser in England und Wales auf Grund des National Health Service Act 1946 in Verwaltung des Ministers, bzw. der örtlichen Behörden übernommen worden, mit rund 388000 Betten. Das ergibt rund 92 Betten auf 10000 Einwohner. Dabei waren 272 Krankenhäuser zum Teil als ungeeignet nicht übernommen worden. Die Zahl der Krankenhausbetten in Liverpool und Birmingham wird mit 85,9, in Glasgow mit 72,8 auf 10000 Einwohner angegeben. Nach dem Bericht des Gesundheitsministers für das am 31. März 1949 endende Berichtsjahr waren zu diesem letzteren Zeitpunkt 439514 Krankenhausbetten zur Verfügung, weitere 64695 aus irgendeinem Grunde augenblicklich nicht benutzbar. Es ist gar kein Zweifel, daß unter den National Health Services die Zahl der Krankenhäuser und Krankenbetten in den nächsten Jahren eine Vermehrung erfahren wird.

Was den ärztlichen Dienst in den Krankenhäusern anbelangt, so sind in den meisten von den örtlichen Behörden erhaltenen Anstalten höher qualifizierte Ärzte und Spezialisten als „consultants" angestellt und führen u. a. die notwendigen größeren Operationen aus. Sie waren früher unbezahlt, erhalten jetzt Part-time-Bezahlung, während ein Stab vollbezahlter Ärzte die Verantwortung für die weitere Behandlung hat. In anderen Krankenanstalten sind Halbzeit angestellte Ärzte unter Oberaufsicht eines leitenden Arztes für die Behandlung mindestens eines Teiles der Kranken verantwortlich, wieder in anderen ist ein Stab von Ärzten in verschiedenen Rangstufen angestellt.

Geburtshilflicher Beistand. Die Regelung des *Hebammenwesens* erfolgte erst zu Beginn dieses Jahrhunderts. Der Midwives Act (Hebammengesetz) 1902 und die ihm folgenden Gesetze bestimmten, daß keine Frau sich Hebamme nennen darf, die nicht ein Zeugnis vom Central Midwives Board, der 1902 eingesetzt wurde, erhalten hat. Aber „handy women" (weise Frauen) waren weiter tätig. Es wurde auch keine Vorsorge dafür getroffen, daß ein Arzt, den die Hebamme beizog, Bezahlung erhielt. Ein Gesetz von 1918 bestimmte, daß die Ortsbehörde für die Bezahlung eines solchen Arztes haftet. Durch dieses Gesetz erhielten die Behörden auch das Recht dafür zu sorgen, daß in ihrem Gebiet Hebammen niedergelassen sind oder solche eventuell anzustellen; doch machten in den folgenden Jahren nur 90 Behörden von diesem Recht Gebrauch.

1935 übten 15885 Hebammen Praxis aus; 6250 Hebammen waren in Anstalten angestellt oder von Wohlfahrtsvereinen gezahlt; die übrigen mehr als 9000 waren in der Privatpraxis; außerdem waren über 30000 Frauen vorhanden, die zwar beim Board registriert waren, aber keine Praxis ausübten. Aber 40% von den Praktizierenden hatten nur ungefähr 15 Entbindungsfälle jährlich, so daß ihr Einkommen zum Lebensunterhalt nicht ausreichte und sie auch andere Erwerbsarbeiten verrichten mußten. Das Hebammengesetz von 1936 verbesserte die wirtschaftliche Lage der Hebammen und sorgte für entsprechenden Hebammendienst durch Anstellung voll bezahlter Hebammen durch örtliche Behörden oder durch Abmachungen mit Organisationen, die für Hebammendienst Sorge tragen. An anderen Orten tragen die örtlichen Behörden für die wenig Bemittelten einen Teil der Hebammenkosten. Wenn ein Hebammendienst eingerichtet ist, der den Anforderungen des Gesundheitsministeriums genügt, kann dieses Hilfeleistungen bei

Geburten und im Wochenbett durch nicht geschulte Personen für strafbar erklären. Das schottische Mutterschaftsgesetz 1937 geht etwas weiter und sieht Sicherstellung eines voll eingerichteten Dienstes für häusliche Entbindungen durch die Ortsbehörden vor: Beistellung von Hebamme, Arzt und wenn nötig Facharzt; dreimalige Untersuchung während der Schwangerschaft ist vorgeschrieben.

Sehr bemerkenswert ist, daß die englische Hebamme eine Ausbildung von insgesamt 2 Jahren durchmachen muß. Nur bei staatlich anerkannten Krankenpflegerinnen genügt zur Hebammenausbildung ein Jahr. Seit 1947 werden alle Hebammenschülerinnen in „gas und airanalgesie" (Stickoxydul-Narkose während der Entbindung) ausgebildet, und das Bestreben geht dahin, auch den bereits in der Praxis stehenden Hebammen diese Ausbildung zu vermitteln. Im Jahre 1938 hatten 512 Hebammen das Recht der Anwendung von Analgesie während der Geburt und wendeten sie in 1175 Fällen an. Im Jahre 1948 hatten 9400 Hebammen dieses Recht und wendeten die Analgesie in der zweiten Hälfte 1948 bei mehr als 40000 häuslichen Entbindungen an. Die Apparate dazu wurden schon vor Inkrafttreten des National Health Service Act (5. VII. 1948) zum Teil von den örtlichen Behörden beigestellt (1946 waren es 115 solche Apparate), seitdem wurden von den örtlichen und Krankenhausbehörden 1300 solche Apparate beschafft.

Erwähnt sei, daß nach der behördlichen Vorschrift bei jeder Geburt — auch wenn ein Arzt anwesend ist — eine Hebamme zugegen sein muß, die — ebenso wie in Deutschland — die Verpflichtung hat, sich während der zwei auf die Geburt folgenden Wochen um Mutter und Kind zu kümmern.

In den Entbindungsanstalten waren 1935 8626 Betten vorhanden (davon 2243 in freiwilligen Krankenhäusern), das ist 1 Bett für 72 Geburten. Im Landesdurchschnitt suchten 26,5% aller Gebärenden diese Anstalten auf; ihre Zahl war in den verschiedenen Gegenden sehr verschieden, sie betrug zwischen 5 und 40%. Am 31. XII. 1948 waren 18786 Betten für Entbindungen vorhanden, das ist 1 Bett für 41 Geburten. Im Landesdurchschnitt fanden 1948 46,7% der Geburten in Anstalten statt.

Die Müttersterblichkeit betrug in England 1939 3,1, 1941 2,76, 1947 1,17, 1948 1,02 auf 1000 Geburten.

4. U.S.A.

Ärzte. Die Zahl der Ärzte war am Beginn des Jahrhunderts sehr groß; allerdings ist die Frage, was damals unter „Arzt" verstanden wurde. Erst um das Jahr 1910 wurde — zunächst durch die Rockefeller-Foundation — dann durch die American Medical Association an eine energische Reform der Medical Schools (Medizinischen Fakultäten) herangegangen; viele ganz unzureichende wurden beseitigt. Auch wurde — und wird noch heute — jeder Medical School, mit Ausnahme der staatlichen, von der American Medical Association nahegelegt, wieviele Studenten sie in Übereinstimmung mit ihren Einrichtungen aufnehmen soll.

Auf 10000 Personen kamen

$$1900. \ldots . 15{,}7 \text{ Ärzte, } 4{,}45 \text{ Zahnärzte}$$
$$1920. \ldots . 14{,}3 \quad ,, \quad 5{,}35 \quad ,,$$
$$1942. \ldots . 13{,}5 \quad ,, \quad 5{,}2 \quad ,,$$

Danach ist die Zahl der Ärzte verhältnismäßig viel größer als in Deutschland oder England. Es kommen auf einen Arzt im Gesamtdurchschnitt 750 Personen, auf einen Zahnarzt 1920. Aber auch hier sind die Verhältnisse in den einzelnen Staaten durchaus verschieden.

Es kommen auf einen Arzt Personen (1946):

New York (Staat)	. . 496	Idaho	1241
Californien	580	South Dakota . . .	1266
Illinois	648	Alabama	1365

Nur in 14 Staaten kommen mehr als 1000 Einwohner auf einen Arzt. Darunter sind alle Staaten mit einem Jahreseinkommen von 914 Dollar und weniger pro Kopf.

Doch sieht das Bild ganz anders aus, wenn wir die Zahlen der Ärzte, die auf 100 km² kommen, berechnen. Das gibt im Gesamtstaat 2,36 Ärzte auf 100 km², also weniger als im Deutschland von 1876, doch gibt es heute Auto und Autostraßen. Aber die Verteilung der Ärzte ist hier, wie überall, eine sehr ungleichmäßige. Während in der Stadt New York rund 14000 Ärzte auf relativ engem Raum tätig sind, kommt in Mississippi ein Arzt auf 80 km².

Was die Zahnärzte betrifft, so kommen 1946 in 15 Staaten mehr als 3000 Einwohner auf einen Zahnarzt (in South Carolina 5263), jedoch in 9 Staaten weniger als 1500 (New York 1314).

EWING (siehe später) meint, daß nur 80% der Ärzte (und nur 50% der Krankenhausbetten) vorhanden sind, die zu einer vollkommenen Gesundheitspflege notwendig wären; daß noch größer der Mangel an Fachärzten ist und mindestens das Dreifache der vorhandenen Zahl an Kinderärzten notwendig sei; nur 4% aller Kinderärzte praktizierten (1941) in Orten mit weniger als 10000 Einwohnern.

Krankenhäuser. In U.S.A. waren auf 10000 der Bevölkerung Krankenhausbetten vorhanden:

	Überhaupt	In Allgemeinen Krankenhäusern
1909	47	
1920	77	29
1930	78	30
1940	93	35
1945	125	66

Von den vorhandenen Krankenhausbetten waren in

	Bundes-anstalten	Staats-anstalten	Anstalten örtlicher Behörden	anderen non-profit Anstalten	privaten Anstalten
1923	7,1%	40,0%	15,3%	31,5%	6,1%
1945	31,6%	35,3%	10,8%	19,4%	2,9%

Wir ersehen aus diesen Zahlen etwas, was wir wiederholt finden werden: daß U.S.A. in den ersten 2 Jahrzehnten dieses Jahrhunderts in derartigen Einrichtungen weit hinter europäischen Ländern zurückstand, daß es aber in den letzten 10—15 Jahren europäische Länder nicht nur eingeholt, sondern unter Umständen sogar überholt hat.

Diese rasche Entwicklung des Gesundheitswesens in den letzten 15 Jahren ist vor allem dem Eingreifen der Bundesverwaltung zuzuschreiben. Das Gesundheitswesen und die Gesundheitsverwaltung ist nach der Verfassung Angelegenheit der einzelnen Staaten, die Bundesregierung und die Bundesverwaltung können nicht direkt eingreifen. Durch den Federal Social Security Act 1935 hat der Kongreß seine Verantwortlichkeit für die öffentliche Gesundheit anerkannt und eine Grundlage für die Zusammenarbeit von Bundesverwaltung, den einzelnen Staaten und örtlichen Behörden geschaffen. Der Kongreß bewilligte erhebliche Bundesmittel, durch die die einzelnen Staaten bei Aufbau des Gesundheitswesens unter bestimmten Bedingungen unterstützt werden sollten. Zunächst wurden den Staaten Gelder für Aufbau und Ausbau der Gesundheitsämter in Staaten und Distrikten, ferner zur Bekämpfung der Geschlechtskrankheiten, Tuberkulose und anderer Krankheiten zur Verfügung gestellt (siehe später). In ähnlichem Sinn schuf der Service Act 1944 weitere Möglichkeiten; ihm folgte der Hospital Survey and Construction Act 1946, welcher vor allem den Bau von Krankenhäusern fördern wollte, und zur Untersuchung über die bestehenden Verhältnisse für 1947, 1,8 Millionen Dollar zur Verfügung stellte, und weiter zunächst 75 Millionen jährlich dem Public Health Service für die Unterstützung von ihm gebilligter Krankenhausprojekte bewilligte; das Gesetz vom 3. März 1948 gab weitere 15 Millionen. Bis 1. Oktober 1948 waren 507 Ansuchen von 47 Staaten gutgeheißen worden, davon 386 für allgemeine Krankenhäuser, 26 für Anstalten für Geisteskranke usw. Die gesamten Kosten dieser Projekte sind auf 275 Millionen Dollar geschätzt, wovon 85 Millionen auf den Bundesschatz entfallen.

Es muß hier — wie bei allen Einrichtungen in den U.S.A. — betont werden, daß die Verhältnisse in den einzelnen Staaten äußerst verschieden sind. Es standen in allgemeinen Krankenhäusern (1946) für 10 000 Personen Betten zur Verfügung in Montana 61, Massachusetts 51, New York 48, Rhode Island 40, in West Virginia 33, hingegen in Texas 25, Kentucky 23, Alabama 22, Mississippi 19. Im allgemeinen — aber natürlich mit vielen Abweichungen — geht die Zahl der Betten parallel mit dem Einkommen pro Kopf der Bevölkerung. Ewing, der Federal Security Administrator, dessen vorzüglichen, 1948 erstatteten Bericht an den Präsidenten: „The Nation's Health a Ten Years Program", wir einen Teil unserer Zahlen entnommen haben und der ein umfassendes Reformprogramm ausgearbeitet hat, meint, daß nur 50% der notwendigen Krankenhausbetten vorhanden sind.

Es sei noch darauf hingewiesen, daß in U.S.A. — ebenso wie in Deutschland — die Rolle, welche die privaten Krankenanstalten spielen, immer geringer wird.

Die ärztliche Behandlung in den Krankenanstalten ist in verschiedener Weise geregelt. Zu Chefärzten werden meist höher qualifizierte Ärzte ernannt. Sie haben die Behandlung der Patienten der allgemeinen Abteilung (das ist die mit den niedrigsten Verpflegungssätzen) zu leiten. Sie bekommen meist kein Gehalt, doch erhöht die Stelle ihr Ansehen und sie haben das Recht, ihre privaten Patienten in diese Abteilung aufzunehmen. In manchen Krankenhäusern wechseln diese Chefärzte in mehrmonatlichem Turnus. Sie werden bei der Behandlung durch bezahlte Assistenten, die 2—5 Jahre diesen Spitalsdienst tun, und andere jüngere Ärzte unterstützt, die meist ein kleines Gehalt bekommen. In den durch private Wohlfahrtsorganisationen erhaltenen Krankenanstalten bekommen Ärzte von gutem Ruf das Recht, ihre Kranken in die Anstalt zu bringen und dort zu behandeln. Die meisten städtischen und Kreiskrankenhäuser nehmen Patienten ohne Rücksicht auf die Bezahlung auf. Die Kosten der Verpflegung Unbemittelter werden von der Stadt oder dem Wohlfahrtsdepartement des Kreises gezahlt. Doch sind diese Dinge häufig nicht gesetzlich geregelt.

Auffallend ist hier, daß die Zahl der Betten in allgemeinen Krankenhäusern in den einzelnen Staaten nur 37,5—52% der in Krankenhäusern überhaupt vorhandenen Betten bildet. Das ist zurückzuführen auf die große Zahl der Betten für Geisteskranke. Über die Hälfte aller an einem bestimmten Tag in Krankenhauspflege Befindlichen sind Geisteskranke, das sind um 600 000, berichtet Ewing. Ich möchte zur Erklärung hinzufügen, daß ich nicht glaube, daß das amerikanische Leben und die amerikanischen Lebensverhältnisse an sich das Entstehen geistiger

Erkrankungen fördern. Ich sehe den Grund vielmehr einerseits in der relativ großen Zahl desequilibrierter Elemente, die fast in jeder eingewanderten Bevölkerung sich befinden, dann in dem psychischen Schock, den fast jede Verpflanzung in neuen Boden bildet — U.S.A. hatte 1940 11,1 Millionen im Ausland Geborener. Vor allem aber müssen hier auch leichter Geisteskranke in Anstalten aufgenommen werden, da die großstädtischen und die städtischen Verhältnisse überhaupt die Verpflegung von Geistesgestörten in der Familie sehr erschweren; man denke im Gegensatz dazu an die vielen „Gebirgstrottel" in europäischen Gebirgsdörfern, die sich in den einfachen ländlichen Verhältnissen noch als recht nützlich, zu vielen Arbeiten verwendbar betätigen, während sie unter städtischen Verhältnissen nach allen Richtungen unmöglich wären. U.S.A. hat 56% städtische Bevölkerung, und auch im mechanisierten Farmbetrieb sind selbst nur leicht Schwachsinnige weniger verwendbar als beim europäischen Bauern.

Geburtshiflicher Beistand. Ganz anders als in Europa wurde die Regelung der Hebammenfrage in U. S. A. behandelt. W. R. NICHOLSON, Professor der Gynäkologie, Philadelphia, machte um 1920 eine Erhebung über die Verhältnisse und die Hilfe bei Entbindungen in den U.S.A. Nur die Staaten New York, New Jersey, Connecticut und Pennsylvania hatten eine wirkliche Regelung des Hebammenwesens versucht. Zwar wurde in 20 Staaten (von 48) eine license für die Ausübung des Berufes als Hebamme gefordert, aber die Durchführung der Vorschriften war geradezu „possenhaft", so daß in Missouri angeblich nur 10% der Entbindungen durch diese Hebammen erfolgten. NICHOLSON schildert, wie in Pensylvania und später in Philadelphia die Überwachung und Ausbildung der Hebammen erfolgreich durchgeführt wurde. Er kommt zu dem Schluß, daß die Staaten oder der Bund eine wirkliche Schulung der Hebammen und eine Überwachung ihrer Tätigkeit durchführen sollten. In New York gab es 1898 5 Hebammenschulen, die Unterricht erteilten und Diplome ausstellten. Aber die Sektion für Geburtshilfe und Frauenheilkunde der New York Academy of Medicin nahm in diesem Jahre eine Resolution an, daß, da genügend Ärzte in New York State vorhanden, durch Gesetz verboten werden soll, daß andere als qualifizierte Ärzte bei Geburten Beistand leisten dürfen. Dieser Standpunkt scheint sich unter dem Einfluß der ärztlichen Organisationen in der Praxis nahezu allgemein durchgesetzt zu haben. Es werden hier weitaus die meisten Entbindungen durch Ärzte geleitet und finden meist in Anstalten statt. Im Gesamtstaat finden 75,6% der Entbindungen in Krankenanstalten unter Leitung eines Arztes statt, 17,7% unter Leitung eines Arztes außerhalb einer Krankenanstalt und nur 6,4% durch Hebammen. In 13 Staaten fanden mehr als 95% der Entbindungen in Krankenanstalten statt (in Connecticut 98%), nur in

3 Staaten unter 50% (Mississippi 38,6%). Die Müttersterblichkeit beträgt meist wenig über 1 auf 1000 Lebendgeburten, abgesehen von den letzterwähnten Staaten, wo sie bis 3,1°/$_{00}$ steigt. In diesen 3 Staaten scheinen auch keine ausgebildeten Hebammen zu existieren, sondern von einer weisen Frau oder einer Nachbarin wird Hilfe bei der Entbindung geleistet.

III. Sozialversicherung.

1. Allgemeines.

Es kann kein Zweifel sein, daß alles, was die Lebenshaltung der Bevölkerung verbessert, auch zur Verbesserung ihrer Gesundheitsverhältnisse beiträgt: Erhöhung des Arbeitslohnes, Verkürzung der Arbeitszeit, Besserung der Wohnungsverhältnisse. All dies führt fast automatisch dazu, daß die unbemittelten Volksschichten manches erhalten, was für die Gesundheit von größter Bedeutung: Mehr Zeit für Ruhe und Erholung, bessere Ernährung, mehr Zeit und mehr Geld für Gesundheitspflege. Wir müssen uns aber hier auf jene Einrichtungen beschränken, die unmittelbar die Gesundheit fördern. Deshalb sei auch bei Besprechung der Sozialversicherung all das, was sie an Geldunterstützung leistet, nur ganz kurz gestreift, ihre Tätigkeit, die direkt auf Hebung der Volksgesundheit hinzielt, ausführlicher erörtert.

2. Deutschland.

Knappschaftsversicherung. Die Kuttenberger Bergordnung (1300), die Bergordnung von Joachimstal (1541), von Köln (1669) und viele andere legten den Bergwerksbesitzern die Verpflichtung auf, für die Behandlung (während 4—8 Wochen) und den Lebensunterhalt verunglückter Bergleute zu sorgen. Die sich daraus immer mehr entwickelnden Knappschaftskassen hatten auch Invaliden-, Witwen- und Waisenrenten zu zahlen. Manche unterhielten auch Krankenhäuser. Die Preußische Bergordnung der Jahre 1766—1769 bestimmte, daß, wenn der Bergmann während seiner Arbeit Schaden nehme, der Bergwerkseigentümer den Lohn weiter zu zahlen hat, die „Knappschafts-Kasse" — die unter Leitung der Staatlichen Bergbehörde stand — die Kurkosten.

Das Preußische Gesetz vom 10. April 1854, dem die der andern deutschen Länder nachgebildet wurden, brachte den Zusammenschluß aller Knappschaftskrankenkassen und die obligatorische Krankenversicherung aller in Bergwerken und den damit zusammenhängenden Betrieben beschäftigten Arbeiter. *Das Gesetz sicherte freie Kur und Arznei*, Invaliden-, Witwen- und Waisenrenten. Die Beiträge wurden von Arbeitgebern und Arbeitnehmern aufgebracht. Die Versicherung erfolgte in Knappschaftsvereinen. Das Reichshaftpflichtgesetz von 1871 führte einzelne Änderungen herbei, und schließlich kam es nach Gesetzwerdung der allgemeinen Arbeiter-Kranken-, Unfall- und Invalidenversicherung zur Angleichung der Tätigkeit und der Leistungen der Knappschaftsorganisationen an die der übrigen

Versicherungsorganisationen, doch behielt das Knappschaftswesen seine besondere Organisationsform und manche Besonderheit der Leistungen (frühzeitigeres Pensionsalter) bei. Durch das Reichsknappschaftsgesetz vom 23. Juni 1923 wurden alle Organisationen im Reichsknappschaftsverein zusammengefaßt, der für Kranken- und Pensionsversicherung sorgte, während die Unfallversicherung weiter in den Knappschaftsberufsgenossenschaften entsprechend dem Unfallversicherungsgesetz durchgeführt wird. Die Verwaltung liegt in den Händen eines Vorstandes und der Hauptversammlung, in der Arbeitgeber und Arbeitnehmer in gleicher Zahl durch aus Verhältniswahlen hervorgegangene Personen vertreten sind[1].

Unfallversicherung. Dem Reichshaftpflichtgesetz vom 7. Juni 1871, das geringe Fortschritte gegenüber dem Zivilhaftpflichtgesetz brachte, aber nach keiner Seite befriedigte, folgte das Gewerbe-Unfallversicherungsgesetz vom 9. Juli 1884, dann rasch die Gesetze, die die Unfallversicherung auf das Transportgewerbe (1885), auf die land- und forstwirtschaftlichen Betriebe (1887), auf Seeleute (1887) und Bauarbeiter (1887) und schließlich andere Gruppen ausdehnten. Auch die Reichsversicherungs-Verordnung von 1911 brachte einige Änderungen. In die Versicherung sind Betriebsgruppen mit sehr geringer Unfallgefahr nicht eingeschlossen. Durch Verordnung vom 12. Mai 1925 wurde die Unfallversicherung auf eine Anzahl von Berufskrankheiten ausgedehnt. Die heute in Kraft befindliche 3. Verordnung vom 16. Dezember 1936 zählt 26 Gruppen von Berufskrankheiten auf, die ebenso wie Unfälle entschädigt werden.

Die Versicherung erfolgt in „Berufsgenossenschaften", die die Betriebe einer oder verwandter Arten innerhalb des ganzen Reiches oder einzelner Bezirke umfassen. Dem Verletzten sind zu gewähren: Krankenbehandlung (ärztliche Behandlung, Arznei, Heilmittel, weitere Hilfsmittel, Pflege, eventuell Unterbringung in einer Heilanstalt), Berufsfürsorge (berufliche Ausbildung zur Wiedergewinnung der Erwerbsfähigkeit), eine Rente, die für volle Erwerbsunfähigkeit zwei Drittel des Jahresverdienstes beträgt (Vollrente); bei teilweiser Erwerbsfähigkeit ist ein entsprechender Teil der Vollrente zu gewähren, und zwar für so lange, als eine Einbuße an Erwerbsfähigkeit besteht; seit 1932 nur dann, wenn die Einbuße 20% und mehr beträgt. Dazu kommen Kinderzulagen, bei Todesfällen ein Sterbegeld und eine Witwenrente (ein Fünftel des Jahresarbeitsverdienstes) und eine ebensolche Rente für jedes Kind unter 15 Jahren (eventuell unter 21 Jahren). Die Berufsgenossenschaft wird von den Arbeitgebern verwaltet, doch ist bei Entscheidungen über die Leistungen an einen Verletzten mindestens ein Arbeitervertreter beteiligt.

---

[1] Durch das Gesetz zum Aufbau der Sozialversicherung vom 5. Juli 1934 wurden in allen Zweigen der Sozialversicherung, entsprechend den nationalsozialistischen Anschauungen, an die Stelle der gewählten Vertreter ernannte Personen gesetzt, ernannt meist von den Behörden im Einvernehmen mit den Führern der nationalsozialistischen Organisation.

Versichert waren:

1886   3,7 Millionen Arbeiter
1891 18,0   ,,   (darunter 1,5 Millionen Doppelversicherte, zugleich in Land-
                      wirtschaft und Gewerbe)
1913 28,7   ,,
1924 25,0   ,,   (verkleinertes Reichsgebiet, 3 Millionen Doppelversicherte)
1933 25,05   ,,

Die Berufsgenossenschaften hatten stets die Befugnis, Unfallverhü-
tungs-Vorschriften zu erlassen; seit der Reichsversicherungs-Ordnung
von 1911 sind sie dazu verpflichtet. Sie haben auch durch besondere
Beamte die Durchführung der Vorschriften überwachen zu lassen. Von
Wichtigkeit ist, daß die Berufsgenossenschaften die Heilbehandlung
durchzuführen haben und damit das Recht den Versicherten bestimmten
Ärzten zuzuweisen und unter bestimmten Voraussetzungen eine Anstaltsbehandlung durchführen zu lassen.

Nur wer Gelegenheit gehabt hat, viele Verletzte zu sehen die nicht von
besonders geschulten Ärzten behandelt wurden, kann ermessen welche
Vorteile es für den Verletzten bedeutet, möglichst frühzeitig in spezialistisch geschulte Hände zu kommen. Mehrere Genossenschaften haben
eigene Krankenhäuser eingerichtet und mit besonders befähigten Ärzten
besetzt. Erwähnt sei nur das Krankenhaus in Cottbus, dessen Chefarzt
THIEM als erster ein grundlegendes Werk über Unfallerkrankungen
und deren Behandlung schrieb (1909—1910), das Krankenhaus ,,Berg-
mannsheil'' in Bochum (v. BRUNS, MAGNUS) und das in Wien (L. BÖHLER).
Man verdankt ihnen neue Behandlungsmethoden die zu weitreichender
Wiederherstellung von Verletzten führten, die früher dauernd schwer
geschädigt blieben.

Die Invaliden- und Altersversicherung, deren Leistungen auf dem
Gebiet der Tuberkulose- und Geschlechtskrankheiten-Bekämpfung
später besprochen werden sollen, die darüber hinaus aber für Behandlung
anderer chronischer Krankheiten vieles geleistet hat — wurde eingeführt
durch das Gesetz vom 22. Juni 1889. Sie zählte 1894 11,5 Millionen
Versicherter, 1913 18,1 Millionen, 1924 (nach Verkleinerung des Reichs-
gebietes) 17,2 Millionen, 1938 19,2 Millionen Versicherter. Die Invaliden-
und Altersversicherung war der einzige Versicherungszweig, der von
Anfang an Zuschüsse aus Reichsmitteln erhielt.

Sie war ursprünglich nur als Versicherung einer Rente gedacht, die jeder gegen
Lohn oder Gehalt unter einer bestimmten Höhe Beschäftigte im Falle der Erwerbsunfähigkeit (Einbuße an Erwerbsfähigkeit mehr als $66^2/_3\%$) und jeder erhält,
welcher das 70. Lebensjahr (seit RVO. 1911 das 65. Lebensjahr) erreicht hat.
Später (1922) wurde eine beschränkte Hinterbliebenenrente hinzugefügt. Die
Höhe der Rente ist abhängig von der Zeit, während der Beiträge gezahlt wurden,
und deren Höhe, wozu noch ein Reichszuschuß von früher 50, später 72 RM
kommt. Die Versicherung wird in Anstalten, die ein Land oder eine Provinz
umfassen, durchgeführt, deren Vorstand aus von der Landesregierung ernannten

beamteten Mitgliedern und aus gewählten Vertretern der Arbeitgeber und Arbeitnehmer besteht. Beiträge werden entsprechend der Höhe des Lohnes entrichtet, und zwar zu gleichen Teilen von Arbeitgebern und Arbeitnehmern, die auch die gleiche Stimmenzahl im Vorstand haben.

Das Gesetz vom 22. Juni 1889 gab den Versicherungsanstalten lediglich das Recht, bei Nicht-Krankenversicherten ein Heilverfahren in dem Umfange einzuleiten, in dem es sonst eine Krankenkasse bestreiten würde, und nur zu dem Zwecke, um drohende dauernde Erwerbsunfähigkeit zu verhüten. Das Invalidenversicherungs-Gesetz von 1899 erweiterte dieses Recht auf alle gegen Invalidität Versicherte. Von diesen Bestimmungen aus entwickelte sich die umfassende Tätigkeit der Invalidenversicherungs-Anstalten auf dem ganzen Gebiet der Gesundheitsfürsorge, der wir immer wieder im folgenden begegnen werden.

Die Angestelltenversicherung, geschaffen durch das Gesetz vom 20. Dezember 1911, abgeändert 1922, leistet für die Angestellten, d. h. nicht körperliche Arbeit verrichtende unselbständig Erwerbstätige, in Gesundheitsfürsorge ungefähr dasselbe wie die Invalidenversicherung für die Arbeiter, jedoch bei höheren Barleistungen. Ihr gehörten rund 3 Millionen Versicherte an.

Krankenversicherung. Die Fürsorge für kranke Arbeiter geht in Deutschland auf die oben erwähnten Einrichtungen im Bergbau des Mittelalters und auf Einrichtungen der Zünfte zurück. Mit Einschränkung des Zunftwesens in Preußen (1731) fielen einzelne der Einrichtungen weg. Die Verordnung von 1849 bestimmte, daß durch Ortsstatut Zwangs-Unterstützungskassen geschaffen werden können und den Arbeitgebern Zahlung eines Teiles der Versicherungsbeiträge auferlegt werden kann. Das Gesetz von 1876 über eingeschriebene Hilfskassen rechnete vorwiegend mit freiwilligem Beitritt der Arbeiter. Die praktische Wirkung beider Gesetze war gering (siehe Tabelle S. 30). In der kaiserlichen Botschaft vom 17. November 1881, die die Einbringung der Gesetzesvorlagen über die Sozialversicherung ankündigte, hieß es, daß „den Hilfebedürftigen größere Sicherheit und Ergiebigkeit des Beistandes, auf den sie Anspruch haben" gegeben werden soll; dies sei die Aufgabe „jedes Gemeinwesens, welches auf dem sittlichen Fundament des christlichen Volkslebens steht."

Dem Gesetz über die Krankenversicherung der Arbeiter vom 15. Juni 1883 folgte schon am 28. Mai 1885 ein Ausdehnungsgesetz, das die Arbeiter der Reichs- und Staatsbetriebe, am 5. Mai 1886 eines, das die in land- und forstwirtschaftlichen Betrieben Beschäftigten in die Versicherung einbezog. Eine Reihe weiterer Gesetze dehnte den Kreis der Versicherungspflichtigen aus, so die Reichsversicherungsordnung vom Jahre 1911 auf das Wandergewerbe, das Hausgewerbe und die Hausgehilfen. Demnach mußte — mit wenigen Ausnahmen — jeder gegen

Lohn beschäftigte Arbeiter versichert sein, Angestellte waren nur bis zu einer gewissen Höhe des Einkommens versicherungspflichtig. Die Versicherung muß in Krankenkassen erfolgen, die den Vorschriften des Gesetzes entsprechen: d. h. den Versicherten im Krankheitsfalle ärztliche Behandlung, Medikamente, eventuelle Krankenhausbehandlung, Brillen, Bruchbänder und sonstige kleinere Heilbehelfe zur Verfügung stellen und außerdem den Arbeitsunfähigen ein Krankengeld in bestimmter Mindesthöhe (50% des Lohnes) und im Bedarfsfalle mindestens für eine gewisse Zeit (anfangs 13 Wochen), und ein Sterbegeld gewähren. Die Beiträge, in Prozenten des Lohnes vorgeschrieben, werden zu einem Drittel vom Arbeitgeber, zu zwei Drittel vom Arbeitnehmer gezahlt; sie werden vom Arbeitgeber dem Arbeitnehmer vom Lohn zurückbehalten und an die Krankenkasse abgeliefert. Die Beiträge beliefen sich in späteren Jahren meist insgesamt auf 5—7% der Lohnsumme. Der Vorstand der Krankenkasse besteht zu zwei Dritteln aus von den Arbeitnehmern und zu einem Drittel aus von den Arbeitgebern gewählten Mitgliedern. Die Versicherung kann in Innungskrankenkassen, Landkrankenkassen, Betriebskrankenkassen oder Ortskrankenkassen erfolgen. Im Laufe der Entwicklung traten die erstgenannten Kassen gegenüber den Ortskrankenkassen immer mehr zurück.

Die Leistungen der Krankenkassen erfuhren eine fast dauernde Steigerung. Das Gesetz von 1903 dehnte die Krankenfürsorge von 13 auf 26 Wochen aus, die Wöchnerinnenunterstützung von 3 auf 4 Wochen und stellte es den Kassen anheim, stillenden Frauen ein Stillgeld in der Höhe des halben Krankengeldes durch 12 Wochen zu gewähren.

Eine Bundesratsverordnung vom 3. Dezember 1914, betreffend Wochenhilfe während des Krieges, hatte den Ehefrauen von Kriegsteilnehmern (später auch unehelichen Müttern von deren Kindern) Wochengeld, Stillgeld und geldliche Beihilfe für Arzt und Hebamme aus Reichsmitteln gewährt. Das Gesetz über Wochenhilfe und Wöchnerinnenfürsorge vom 26. September 1919 gliederte diese Wochenhilfe in die Reichsversicherungsordnung ein, dehnte sie auf nicht versicherte Ehefrauen und Töchter, die mit dem Versicherten im selben Haushalt leben, aus. Für diese Leistungen an „Nicht-Selbst-Versicherte" erhalten die Krankenkassen einen Zuschuß vom Reich.

Die neue Reichsverfassung vom 11. August 1919 bestimmt im Artikel 161: „Zur Erhaltung der Gesundheit und Arbeitsfähigkeit, zum Schutze der Mutterschaft und zur Vorsorge gegen die wirtschaftlichen Folgen von Alter, Schwäche und Wechselfällen des Lebens, schafft das Reich eine umfassende Versicherung unter maßgebender Mitwirkung der Versicherten." Die schwere Zeit der Geldknappheit der Krankenkassen, die durch Inflation und Depression in den zwanziger Jahren verursacht wurde, veranlaßte die einzige im Laufe all der Jahrzehnte vorgekommene Verringerung der Krankenkassenleistungen: die Versicherten haben bei der Abnahme von Arzneimitteln für jedes Rezept 25 Pf. zu zahlen, doch sind von dieser Zahlung verschiedene Gruppen: Tuberkulöse, Geschlechtskranke, und auch jene, deren Krankheit mehr als 10 Tage dauert, sowie die Arbeitslosen befreit.

Das Gesetz vom 9. Juni 1922 gestattete den Krankenkassen satzungsgemäß auch den Familienangehörigen von Versicherten „Krankenpflege" (ärztliche Behandlung, Medikamente, kleinere Heilbehelfe) zu gewähren. Die Verordnung von 1930 machte diese Familienhilfe für die Dauer von 13 Wochen zu einer Pflicht der Krankenkassen, gestattete ihre satzungsgemäße Ausdehnung auf 26 Wochen und auch Tragung der Kosten für Krankenhauspflege.

Waren schon bei den Beratungen über die Reichsversicherungsordnung im Jahre 1911 Stimmen laut geworden, die sich für Vereinheitlichung des gesamten Versicherungswesens aussprachen, so ließ die immer mehr zunehmende Zusammenarbeit der verschiedenen Versicherungsträger miteinander und mit der öffentlichen und privaten Wohlfahrtspflege Bestimmungen über diese Zusammenarbeit wünschenswert erscheinen. Nach Beratung mit allen beteiligten Spitzenverbänden gab die Reichsregierung am 27. Februar 1929 „Richtlinien für die Gesundheitsfürsorge in der versicherten Bevölkerung" heraus, in denen sie die Schaffung von Arbeitsgemeinschaften aller an der Gesundheitsfürsorge beteiligten Stellen empfahl, und insbesondere Anleitungen für gemeinsame Gesundheitsfürsorge und Heilbehandlung der tuberkulösen und geschlechtskranken Versicherten herausgab. Einzelne Landesversicherungsanstalten, so die L.V.A. Westfalen und die L.V.A. Rheinprovinz hatten schon früher detaillierte Abkommen mit den Krankenkassen ihres Bezirkes über die Beratung und Behandlung Tuberkulöser und Geschlechtskranker abgeschlossen.

Das Gesetz über den Aufbau der Sozialversicherung vom 5. Juli 1934 ordnet einerseits die innere Verfassung der einzelnen Versicherungsträger nach dem „Führerprinzip" an Stelle des bisher geltenden demokratischen Wahlsystems an, verknüpfte anderseits die einzelnen Zweige der Versicherung fester miteinander, so daß z. B. die Krankenkasse für die Landesversicherungsanstalten (Invalidenversicherung) die örtlichen Aufgaben durchführt, während letztere für die Krankenkassen solche Aufgaben durchführen, die zweckmäßig gemeinsam für den größeren Bezirk durchgeführt werden. Als solche Gemeinschaftsaufgaben kommen in Frage: Betrieb von Heilstätten, Erholungsheimen, Regelung des Vertrauensarztdienstes, Vertrag mit den Ärzten — ferner die gesamte Krankenpflege für bestimmte Gruppen (Sozialrentner, Kleinrentner, Erwerbslose). Eine Anzahl dazu erlassener Verordnungen enthält nähere Bestimmungen.

*

Die Entwicklung des Kassenwesens zeigen die folgenden Zahlen:

1876 (vor dem Kranken-
    versicherungsgesetz)   5293 Krankenkassen mit 869 204 Mitgliedern
1885 (1 Jahr nach In-
    krafttreten des Ges.)18942   „   „   4,29 Mill. Versicherten
1912   21569   „   „ 13,2   „   „
1914   10067   „   „ 16,8   „   „
1924 (verkleinertes
    Reichsgebiet)   7319   „   „ 19,08 „   „
1936   4727   „   „ 21 506 689 Versicherten
1950 Bundesgebiet   1877   „   „ 15,4 Mill. Mitglieder
(März)   4,4   „ Krankenversicherte
                                                           Rentner

Wenn auch hier, ebenso in der folgenden Tabelle, die Daten für
1950 (resp. 1949) angefügt wurden, so braucht wohl nicht besonders
betont zu werden, daß diese Daten nicht ohne weiteres einen Schluß
auf die innere Entwicklung der Krankenversicherung gestatten.

Man ersieht aus der Tabelle die allmähliche Konzentration der
Krankenversicherung, hervorgerufen durch allmähliches Verschwinden
kleiner Krankenkassen (zum Teil infolge der Bestimmungen der R.V.O.
1911) und die wachsende Zahl der Versicherten, hervorgerufen zum
größten Teil durch die Einbeziehung immer weiterer Volkskreise in die
Versicherungspflicht, zum Teil durch die Zunahme der Bevölkerung.

Zu den 21,5 Millionen (1936) kamen noch rund 17 Millionen Familien-
angehörige (Ehefrau und Kinder), denen die Krankenkassen seit 1930
Krankenpflege (ärztliche Behandlung und Medikamente) für die Dauer
von 13 Wochen beizustellen verpflichtet sind. Es war also 1936 für rund
59% der Bevölkerung durch die Krankenversicherung gesorgt.

Sehr charakteristisch für die Entwicklung des Krankenkassenwesens
sind die folgenden Zahlen:

Von 100 RM der gesamten Ausgaben entfallen (nach „Wirtschaft und
Statistik“ 1943) auf

	1885	1939
Krankengeld	45,3	23,4
Behandlung durch Ärzte und Zahnärzte	17,2	28,9
Arzneien und Heilmittel	14,0	10,9
Krankenhauspflege	8,9	15,1
Wochenhilfe	1,2	8,0
Übrige Kosten	13,4	13,7

Die Ausgaben für Wochenhilfe sind infolge der durch Gesetz vorgeschriebenen Erhöhungen der Leistungen, unter die auch reine Geldleistungen fallen, so sehr gestiegen, die Ausgaben für Arzneien durch

gesetzlich eingeführte, von den Mitgliedern direkt zu bezahlende Teil-
beträge so gesunken. Wir sehen aber, wie sehr der Anteil der auf Arzt,
Zahnarzt und Krankenhauspflege entfallende Teil der Ausgaben gestiegen ist: von 26,1% auf 44,0%. Daraus können wir erkennen, wie
von den Versicherten, die ja zwei Drittel der Stimmen im Kassen-
vorstand haben, die Bedeutung der Krankenbehandlung immer mehr
anerkannt wurde gegenüber den rein geldlichen Leistungen der Krankenkasse.

Die Gesamtausgaben aller Krankenkassen betrugen

1937 . . . . 1611,7 Millionen
davon entfallen für Behandlung durch Ärzte . . . . 352,79 „
Zahnbehandlung . . . . 97,7 „
Krankenhausbehandlung und Krankenaufenthalte . . . . . . 184,1 „

Das Verhältnis zwischen Krankenkassen und Ärzten war ein wechseln-
des und viele Kämpfe wurden ausgefochten. Erfolgte anfangs die Behandlung der Versicherten durch für bestimmte Bezirke von der Krankenkasse mit festem Gehalt angestellte Ärzte, so trat später an deren
Stelle das System der „freien Arztwahl", bei der jedes Mitglied das
Recht hatte, sich bei jedem mit der Krankenkasse im Vertragsverhältnis stehenden Arzt behandeln zu lassen. Schließlich wurde der
Weg gefunden, daß Ärzteorganisationen und Kassenorganisationen sich
über das wechselseitige Verhältnis und die Arbeits- und Zahlungs-
bedingungen einigten. Die Spitzenverbände der Ärzte und der Krankenkassen schlossen einen Vertrag, der die Grundlage für örtlich abzu-
schließende Verträge bildete. Zur Behandlung wird — mit wenigen
Ausnahmen — jeder Arzt zugelassen, der sich dazu meldet. Die Krankenkasse führt einen der Zahl ihrer Mitglieder entsprechenden Gesamt-
betrag an die Kassenärztliche Vereinigung ab, die den Betrag nach
dem im Benehmen mit der Krankenkasse festgesetzten Maßstab an die
Ärzte verteilt. Verschiedene Schiedsgerichte für Meinungsverschieden-
heiten sind vorgesehen. Diese Verhältnisse wurden schließlich von der
Reichsregierung durch eine Verordnung vom Jahre 1933 gesetzlich
festgelegt.

*

Der Zusammenbruch 1945 brachte natürlich auch im Sozialver-
sicherungswesen schwerste Erschütterungen. Da waren zerstörte Ver-
waltungsgebäude, Lahmlegung aller Tätigkeit infolge der Bomben-
abwürfe. Dann führte die Entnazifizierung zur Entlassung zahlreicher
Angestellter, die nicht leicht rasch ersetzt werden konnten. Dazu kamen
Maßnahmen der Militärregierungen, von denen ja manche den Sozial-
versicherungseinrichtungen fremd und mißtrauisch gegenüberstanden;
die katastrophale Finanzlage, noch verschärft durch „Eingefrorensein"

von Wertpapierbesitz, zwang zur Einschränkung der Gesundheitsfürsorge; Erlasse der Militärregierungen und einzelne Anordnungen der
Landesregierungen scheinen nicht immer ganz zweckentsprechend gewesen zu sein. So bedurfte es großer Anstrengungen seitens der Verwaltung der Versicherungsträger, um über das Schlimmste hinweg-
zukommen. Man kann es nur bedauern, daß das in Jahrzehnten auf-
gebaute Werk der Sozialversicherung nicht bis zum Eintritt geordneter
Gesamtverhältnisse unverändert gelassen wurde, zum Teil nicht gelassen
werden konnte.

In der Ostzone ist durch Befehl Nr. 28 des Russischen Militärkomman-
danten vom Januar 1947 — nach einer Zeit, in der es nur mit Mühe
gelang, die Mindestleistungen der Krankenversicherung aufrechtzu-
erhalten — die ganze Sozialversicherung einheitlich gestaltet worden.
Die Versicherung umfaßt alle Personen mit Ausnahme von Meistern
und Unternehmern, die mehr als 5 Angestellte beschäftigen. Die Versicherung gibt Krankenbehandlung, Krankengeld, Invaliden- und
Altersrente, Sterbegeld, Hinterbliebenenrente. Errichtung von Polikliniken in allen Großbetrieben und in allen größeren Orten ist geplant
und teilweise durchgeführt.

Um das Bild einer Versicherungsanstalt zu geben, die alle Zweige
der Versicherung: Krankheit, Invalidität und Unfälle vereinigt, seien
hier einige Daten aus dem Arbeitsbericht der Versicherungsanstalt
Berlin wiedergegeben, die nach dem Zusammenbruch ab 1. Juli 1945
an Stelle von 155 verschiedenen Sozialversicherungsträgern, die sich
bisher in Berlin betätigt hatten, getreten ist. Als versicherungspflichtig
wurden alle jene erklärt, die früher in irgendeinem Zweig versicherungspflichtig waren: also alle Arbeiter und Angestellte, alle selbständig
Gewerbetreibenden, die nicht mehr als 5 Arbeiter beschäftigen, ferner
alle Heimkehrer, Kriegsbeschädigten und Studenten. Von der Bevölkerung Berlins waren daher nur 3,8% nicht versichert, 62,2% d. s.
2012450 Personen waren direkt versichert, 34% versicherte Familien-
angehörige. Der Beitrag für alle Zweige der Versicherung zusammen
beträgt 20% des Bruttoarbeitsverdienstes, wobei 10% der Arbeiter,
10% der Arbeitgeber zu zahlen hat. Die gesundheitlichen Leistungen
werden ohne zeitliche Begrenzung (solange sie nach ärztlicher Ansicht
notwendig sind) gewährt. Es besteht völlig freie Arztwahl; alle in Berlin
wohnhaften Ärzte sind nach Anordnung des Magistrats zur Behandlung
verpflichtet. Jedes Vierteljahr werden rund 1,2—1,36 Millionen Krankheitsfälle behandelt. Die Versicherungsanstalt steht mit 93% der Ärzte
(mit 2453 Ärzten) im Vertragsverhältnis; von den restlichen 7% übt
die überwiegende Mehrzahl keine oder nur eine sehr geringfügige Praxis
aus. Die Ausgaben für Ärzte betrugen im Jahre 1946 35,6 Millionen
Mark; dazu kommen 6,3 Millionen für Zahnärzte und Dentisten. Am

1. Dezember 1947 befanden sich 31387 Personen auf Kosten der Krankenkasse in Krankenhäusern. Für Tbc.-Heilverfahren waren im Jahre 1947 2,5 Millionen ausgegeben worden. Auf weiteres: diagnostische Beratungsstellen, Röntgeninstitute, Laboratorien kann hier nicht näher eingegangen werden, ebenso nicht auf die Krankheitsstatistik, auf die Angaben über Invalidenrenten, Hinterbliebenenrenten, Sterbegeld, die Fürsorge für Blinde und Ertaubte. Wochenhilfe wurde 1946 in 16208 Fällen gewährt, in 68,5% aller Geburten. Die Verwaltungskosten betrugen nur 3,3% der Einnahmen.

Von den Gesamtausgaben des ersten Halbjahres 1947 von 254 Millionen RM kamen 85,3 Millionen (das sind 33,5%) auf Gesundheitsleistungen, und zwar 31 Millionen (12,2%) für ärztliche Behandlung, 24 Millionen (9,4%) für Krankenhauspflege und Hauskrankenpflege, 23,5 Millionen (9,2%) auf Arzneien, Heil- und Pflegemittel ausgegeben; 154,9 Millionen entfielen auf Geldleistungen. Diese Zahlen können mit den obigen Berichten (S. 30) über das Verhältnis von Ausgaben für ärztliche Behandlung zu den Geldleistungen bei Krankenkassen nicht verglichen werden. Denn sowohl von den Aufwendungen für gesundheitliche Leistungen als auch vor allem von den direkten Geldleistungen entfällt ein Teil auf Leistungen, die früher von andern Versicherungszweigen (Unfallversicherung, Invalidenversicherung) bestritten wurden.

3. England.

Unfallversicherung. Nachdem ein System der Arbeiterunfallentschädigung in beschränktem Maßstabe durch Gesetze von 1897 und 1900 eingeführt worden war, folgte der Workmen's Compensation Act 1906. Er führte die Haftpflicht des Arbeitgebers (ohne Einschränkung auf bestimmte Gewerbe) für jeden infolge oder während der Arbeitsverrichtung eingetretenen Unfall ein; er setzt die zu zahlende Entschädigung fest von dem Standpunkt einer geteilten Verantwortlichkeit von Arbeiter und Arbeitgeber und entsprechend der Höhe des gezahlten Lohnes. Der Arbeitgeber konnte sich gegen diese Zahlungsverpflichtung versichern, wann und wo immer er wollte. Nur im Kohlenbergbau bestand seit 1934 eine Zwangsversicherung. Die Entschädigung wird in Form von wöchentlichen Renten ausbezahlt entsprechend der Höhe der Verminderung der Erwerbsfähigkeit und des früher bezogenen Lohnes, und zwar für die Dauer des Bestehens dieser Verminderung. Die wöchentliche Entschädigung darf eine unterste und eine oberste Grenze nicht überschreiten. Irgendwelche Durchführung der ärztlichen Behandlung auf Veranlassung oder auf Kosten der Arbeitgeber ist nicht vorgesehen; dafür sorgte nach Erlaß des National Health Insurance Act die Krankenversicherung.

Die erste Einbeziehung von Berufskrankheiten erfolgte im Gesetz von 1906 und umfaßte 6 Gruppen von Krankheiten. Ihm folgten die Silicosis Acts 1918 und 1924; die Liste der zu entschädigenden Berufskrankheiten wurde in den folgenden Jahren erweitert. Die des Jahres 1929 umfaßte 28 Gruppen.

Der National Insurance (Industrial Injuries) Act 1946 bezieht alle Betriebe einschließlich der Schiffahrt in die Versicherung ein und schafft einen unter Verwaltung des Ministers für Nationale Versicherung stehenden „Industrial Injuries Fund", in den Arbeitgeber und Arbeitnehmer und das Schatzamt einzahlen; aus ihm werden alle Ausgaben bestritten. Die für alle Beschäftigungen und Lohneinkommen gleichen, nur nach Alter und Geschlecht abgestuften Beiträge, werden zu gleichen Teilen von Arbeitgebern und Arbeitnehmern bezahlt. Auch die Höhe der Rente ist nur abgestuft nach dem Grade der Erwerbseinbuße, aber hiervon abgesehen für alle gleich, ohne Rücksicht auf ihr früheres Einkommen. Sie wird aber erhöht nach der Zahl der Personen (Frau, Kinder), für die der Unfallgeschädigte zu sorgen hat. Der Minister soll auch Erhebungen über die Ursachen von Unfällen und die Mittel ihrer Verhütung anstellen und soll dafür sorgen, daß die Unfallgeschädigten von Berufsschulungs- und Wiederherstellungskursen größtmöglichen Vorteil ziehen.

Alterspensionen wurden 1908 für 70 und mehr Jahre alte mittellose englische Bürger eingeführt. Das Gesetz von 1920 erhöhte deren Beträge. Das von 1925 führte eine Altersversicherung ein, deren Kosten von Arbeitgebern, Arbeitnehmern und dem Staat getragen wurden. Pensionen erhielten alle versicherten Arbeiter, deren Frauen und Witwen bei erreichtem 65. Lebensjahre mit Zuschlägen für die Kinder. 1929 wurde der Kreis der pensionsberechtigten Witwen erweitert, 1937 die Pensionsversicherung auf freiwillig Versicherte ausgedehnt, 1940 das zur Pension berechtigende Alter der Frauen auf 60 herabgesetzt. Der National Insurance Act 1946 und der National Assistance Act 1948 führte zur Erhöhung der Renten von großen Gruppen von Altersrentnern und zum Bau von 48000 Kleinhäusern für alte Leute durch die örtlichen Behörden.

Krankenversicherung. Die Vertreter Deutschlands hatten zu Beginn des Jahrhunderts auf den Internationalen Kongressen für Arbeiterversicherung einen harten Kampf zu führen, um ihren Standpunkt der obligatorischen Arbeiterversicherung gegenüber jenen Staaten durchzusetzen, die als Vertreter der individuellen Freiheit sich gegen eine staatliche Zwangsversicherung wehrten und sich viel von der Propaganda für freiwillige Versicherung versprachen. Es machte großes Aufsehen, als am 8. Internationalen Versicherungskongreß in Rom 1908 der italienische Finanzminister Luzzati erklärte, er sei immer ein warmer Anhänger der freiwilligen Versicherung gewesen, er habe auch eine solche in Italien geschaffen und als Finanzminister durch Propaganda und staatliche Zuschüsse alles mögliche getan, um die freiwillige Versicherung zu fördern, aber es sei vergeblich gewesen. Nun sei er bekehrt und halte die Zwangsversicherung für notwendig.

In England bestanden „friendly societies" seit dem 17. Jahrhundert als eine Art Hilfskassen, vor allem Begräbniskassen. Das Gesetz von 1829 und einige folgende gaben ihnen die Möglichkeit, sich registrieren zu lassen und damit einer Art staatlichen Aufsicht zu unterstellen. Nach dem Bericht des „Chief Register of friendly societies" umfaßten sie 1911 rund 6 Millionen Mitglieder.

Als im Jahre 1911 der „British National Insurance Act" die obligatorische Versicherung gegen Krankheit (und Arbeitslosigkeit) einführte, benutzte dies Gesetz diese „friendly societies" bzw. einen Teil derselben als Träger der Krankengeldversicherung.

Versicherungspflichtig war jeder gegen Bezahlung Beschäftigte im Alter von 16—65 Jahren mit Ausnahme von bestimmten Gruppen von öffentlichen Angestellten, Eisenbahnangestellten, Lehrern und vielen Kopfarbeitern mit einem Jahreseinkommen über 160 Pfund. Die Beiträge wurden von Arbeitgebern und Arbeitnehmern bezahlt und waren nach 3 Lohnstufen abgestuft und geringer für Frauen als für Männer. Dazu kam noch ein staatlicher Beitrag.

Die Leistungen bestanden in:

„Medical benefit" (ärztliche Hilfe), ärztliche Behandlung, Medikamente und gewisse Behelfe, soweit all dieses in den Bereich eines praktischen Arztes fällt.

„Sanatorium benefit": Behandlung von Tbc.[1] und andern besonderen von der Behörde zu bezeichnenden Krankheiten.

„Sickness benefit" (Krankenunterstützung): Krankengeld vom 4. Tag der Arbeitsunfähigkeit bis zu 26 Wochen.

„Disablement benefit" (Arbeitsunfähigkeitsunterstützung): Verringerte Geldunterstützung von der 27. Woche an für die Dauer der Arbeitsunfähigkeit.

„Maternity benefit" (Mutterschaftsunterstützung): Entbindungsbeitrag für die Versicherte oder die Frau eines Versicherten.

Außerdem zusätzliche Leistungen, die die zugelassenen Gesellschaften bewilligen können, wenn sie Überschüsse haben — darunter ärztliche Behandlung von Angehörigen und Zahnbehandlung. Der Anspruch auf Krankengeld aus Arbeitsunfähigkeit erlischt mit dem 65. Jahr.

---

[1] Sanatoriumserrichtung und -behandlung wurden 1921 an die County-Councils übertragen.

Es war also durch diese Versicherung nicht vorgesorgt für Behandlung durch Spezialisten und für Krankenhausbehandlung. Das Krankengeld war für alle Männer gleich (wöchentlich 10 sh), für alle Frauen gleich (7 sh 6 d), die Arbeitsunfähigkeitsunterstützung (nach der 26. Krankheitswoche) 5 sh. Später wurden diese Beträge erhöht.

Die Verwaltung war in 2 Teile getrennt. Für Medical Benefit sorgten die Insurance Committees (Versicherungskommitees) der Counties oder County borroughs. Sie sind zusammengesetzt zu drei Fünfteln aus Vertretern der Versicherten, einem Fünftel vom Council of the County (oder County borrough) ernannten Personen, 2 Vertretern der Ärzte und 1—3 praktischen Ärzten. Jedes Kommitee soll eine Liste der Ärzte anlegen, die gewillt sind, für die Versicherung zu arbeiten, wobei jeder Patient das Recht hat, sich den Arzt zu wählen. Der Arzt erhält für jedes Mitglied, daß sich auf seine Liste eingeschrieben hat, einen bestimmten jährlichen Betrag.

Die Auszahlung von Barunterstützung erfolgt durch die vom Industrial Commissioner, der im Ministerium der gesamten Versicherung vorsteht, „zugelassenen Gesellschaften" (approved societies), die nicht Erwerbsunternehmen sein dürfen. Meist übernehmen „friendly societies" deren Aufgaben. Zur Erfüllung von laufenden Geldverpflichtungen ist diesen vom National Health Fund (Nationaler Gesundheitsfond) ein Kredit eröffnet.

Die besonderen Verhältnisse der schottischen Gebirge und Inseln machten besondere Vorkehrungen für ärztliche Behandlung notwendig[1]. Es wohnen dort auf 4100 km² 320000 Einwohner, für die der Highlands and Islands Medical Service Act 1913 (Gesetz für ärztliche Dienste im Hochland und den Inseln) vorsorgen sollte. Es wurde ein besonderer Board geschaffen und die weitere Organisation stützte sich auf die Räte der Pfarreien, die staatliche Unterstützung bekommen, um Pfarreiärzte anzustellen. Diese haben alle Einwohner zu behandeln, können von ihnen Honorar verlangen, aber eine staatliche Subvention sichert ihnen ein Minimaleinkommen. Der Arzt muß einen Motorwagen oder ein Motorboot haben; in jedem Bezirk ist meist nur ein Arzt. Ebenso erhalten die Pflegerinnen, die meist von privaten Wohlfahrtsvereinen angestellt werden, eine staatliche Subvention. Auch staatliche Subventionen für die Verbesserung der Häuser von Ärzten und Pflegerinnen wurden gegeben. 1928 wurde in Starnoway ein chirurgischer Spezialist als Consilarius angestellt mit einem Krankenhaus von 20 Betten. Drei weitere Chirurgen folgten in anderen Orten. — 1919 gab es 155 solche Pfarreiärzte und 173 Pflegerinnen. Seit 1928 werden die Ärzte durch die County Councils angestellt.

Das Versicherungsgesetz von 1919 erhöhte das die obere Grenze für die Versicherungspflicht bildende Jahreseinkommen auf 250 Pfund, das von 1942 auf 420 Pfund.

An weiteren Änderungen des Gesetzes sei die Einbeziehung von auch unter 16 jährigen erwähnt (1938).

---

[1] Das folgende ist dem Buch von H. WILLIAMS und W. W. JAMESON „A Century of Public Health in Britain 1832—1929" entnommen.

1928 wurde eine besondere Abteilung für jene zu Versichernden geschaffen, die in keiner „approved society" (zugelassenen Gesellschaft) aufgenommen wurden, meist weil sie nicht gesund waren.

Die Zahl der gegen Krankheit Versicherten stieg von 15,7 Millionen im Jahre 1914 auf 19,7 Millionen im Jahre 1938. Das Gesamteinkommen der Krankenversicherung war 1936 35 Millionen, wovon 6 Millionen Staatszuwendungen waren.

1924 wurde eine königliche Kommission eingesetzt, um Reformvorschläge zu machen. Die Kommission stellte zunächst fest, daß die Versicherung im Volke verwurzelt sei, und machte folgende Vorschläge: Die ärztliche Hilfe sollte auf konsultativen Dienst und Hilfe von Spezialisten ausgedehnt werden, die Industrial Committees sollten abgeschafft und ihre Funktionen den Counties und County borough councils übertragen werden. Eine Minderheit sprach sich dafür aus, daß die Approved societies abgeschafft, ihre Funktionen zusammen mit der ärztlichen Versorgung den örtlichen Gesundheitsbehörden übertragen werden sollten.

1941 wurde ein Interdepartmental Committee geschaffen, das über die Sozialversicherung und verwandte Fragen einen zusammenfassenden Überblick ausarbeiten sollte. W. H. BEVERIDGE war Obmann; dieser erstattete den Bericht allein, während die übrigen Komiteemitglieder sich darauf beschränkten, ihm Hilfe zu leisten und Ratschläge zu erteilen. Dieser Bericht ist wohl die imposanteste und erschöpfendste Darlegung und Erörterung aller Probleme der Sozialversicherung im weitesten Umfang dieses Wortes. Seine Vorschläge sind in das Gesetz, den „National Health Service Act 1946", „ein Gesetz, das für die Einrichtung eines umfassenden Gesundheitsdienstes für England und Wales und für die damit verknüpften Aufgaben sorgen soll", aufgenommen worden, das am 5. Juli 1948 in Kraft trat. Das Gesetz macht es zur Pflicht des Gesundheitsministers für England und Wales, „zu fördern die Einrichtungen eines umfassenden Gesundheitsdienstes, bestimmt, zu verbessern die körperliche und geistige Gesundheit des Volkes, die Verhütung, Diagnose und Behandlung von Krankheiten. Diese Dienste sollen unentgeltlich sein, außer wo das Gesetz das Gegenteil ausdrücklich vorsieht." Ein zentraler Gesundheitsrat, aus Fachleuten zusammengesetzt, und außerdem zahlreiche beratende Komitees, stehen dem Minister zur Seite. Unter der Oberleitung des Ministers haben „regional boards" für die Krankenanstalten ihres Gebietes und die gewählten örtlichen Behörden, die county councils oder county borough councils mit Hilfe besonderer Komitees von Sachverständigen für Schaffung und Verwaltung aller örtlichen Einrichtungen, für die Dienste der Ärzte, Zahnärzte, Hebammen, Optiker und Krankenhauspflege Sorge zu tragen. Unter Umständen sind „Health Centers", Zentralen für alle Zweige

des ärztlichen Dienstes zu schaffen. So wird das gesamte Gesundheitswesen, die Sorge für die Behandlung aller Krankheitsfälle durch praktische Ärzte und Spezialisten, die Beistellung aller Medikamente und
sonstigen Behelfe, die zahnärztliche Versorgung, der Geburtshilfedienst,
die Fürsorge für Schwangere, für stillende Mütter, für Säuglinge und
Kleinkinder, der schulärztliche Dienst, die Anstellung von healthvisitors
(entsprechend den deutschen Fürsorgeschwestern), von Pflegerinnen für
Hauspflege, die Impfung und Immunisierung von örtlichen Gesundheitsbehörden unter Leitung des Ministers und der zentralen Beratungs-
körperschaften organisiert und all diese Hilfe, alle diese Hilfsmittel
stehen der gesamten Bevölkerung unentgeltlich zur Verfügung. Zur
Bestreitung der Kosten dieser vollständigen Gesundheitsversorgung
werden von allen Personen Beiträge gezahlt, von Männern höhere als
von Frauen, von den unter 18jährigen viel niedrigere als von den über
18 Jahre alten. Bei gegen Lohn oder Gehalt Beschäftigten zahlt der
Arbeitgeber ebenfalls einen Beitrag, der aber kleiner ist als der vom
Arbeiter selbst gezahlte. Selbständig Erwerbstätige zahlen höhere Beiträge als unselbständig Erwerbstätige (aber weniger, als deren Beiträge
zusammen mit dem des Arbeitgebers ausmachen). Auch die überhaupt
nicht Erwerbstätigen haben einen Beitrag zu zahlen. Dazu kommen noch
Beiträge aus Staatsmitteln, die im ersten Jahr 203,6 Millionen Pfund
betrugen. Für das Jahr 1949/50 betrugen die Gesamtausgaben 358,5
Millionen Pfund.

Ein Krankengeld von 26 Schilling wurde wöchentlich an Arbeits-
unfähige gezahlt, mit einem Zuschlag von 16 Schilling für jeden von ihm
erhaltenen Erwachsenen, 7 Schilling 6 Pence für das erste Kind (die
anderen Kinder erhalten ohnehin allgemeine Kinderzuschläge nach den
Family Allowances Act 1943[1]), Mutterschaftsunterstützung von 36 Schilling wöchentlich wird für 13 Wochen, ein Geldbetrag (4 Pfund) zur
Entbindung gezahlt. Zur Zeit, aus der diese Zahlen stammen, war der
Durchschnittswochenverdienst 5 Pfund 3 Schilling.

Bemerkt muß werden, daß die Auszahlung von Geldunterstützung
auch weiter nicht mit der Organisation des Gesundheitsdienstes verbunden ist, sondern weiter dem Ministerium of National Insurance
unterstellt wird, während der gesamte Gesundheitsdienst dem „Gesundheitsministerium" untersteht.

Dem Erlaß und der Inkraftsetzung des Gesetzes gingen Verhandlungen
mit verschiedenen Stellen, insbesondere mit der British Medical Association voraus. Diese verhielt sich — entgegen der American Medical
Association — gegen die Grundzüge des Gesetzes nicht vollständig ab-
lehnend, wünschte aber manche Bestimmungen, um die freie Ärztewahl

---

[1] Siehe Seite 127.

und die Unabhängigkeit der Ärzte von Behörden zu sichern. Die Verhandlungen führten schließlich zur Einigung und zur aktiven Mitarbeit fast sämtlicher Ärzte. Ebenso erklärten sich die Zahnärzte zur Mitarbeit bereit.

Diese vollständige Umgestaltung des gesamten Gesundheitsdienstes konnte natürlich nicht mit einem Schlage erfolgen, doch ist jetzt schon vieles durchgeführt. Der gesamte Gesundheitsdienst verursacht rund 30% mehr Kosten als vorgesehen war. Für das Jahr 1950/51 werden die Ausgaben auf 393 Millionen geschätzt. Die größten Schwierigkeiten, die zu überwinden waren, sind auf die großen Anforderungen, die an Zahnärzte und Optiker gestellt wurden und die mit dem vorhandenen Material und Personal nicht rasch befriedigt werden konnten, zurückzuführen. Aber alle diese nun zutage tretenden großen Bedürfnisse, die daraus erwachsenden Schwierigkeiten beweisen klar, wie verbesserungsbedürftig der Gesundheitszustand der Bevölkerung war und wie notwendig es war, diesem Mangel durch eine grundlegende Reform abzuhelfen.

4. U.S.A.

In U.S.A. bestehen 2 Versicherungen, die sich durch das ganze Land erstrecken:

Der Social Security Act (Soziales Sicherheitsgesetz) vom 14. August 1935 führte ein: 1. Arbeitsvermittlung und Arbeitslosenversicherung. Die Arbeitslosenversicherung erfolgt auf Grund von Staatsgesetzen, die den Bundesgrundsätzen folgen, aber erheblich voneinander abweichen, durch die Staatsverwaltung, wobei der Bund die Verwaltungskosten trägt. 2. Eine Alters- und Hinterbliebenenversicherung. Zu dieser haben Arbeiter und Arbeitgeber in gleichem Maße (bis 1946 je 1% des Lohnes, jetzt 3%) beizutragen. Altersrente wird dem Versicherten vom 65. Lebensjahr an ausgezahlt, ebenso der Frau des Versicherten, wenn sie über 65 Jahre, und Kindern unter 16, bzw. 18 Jahren. Ferner sind Witwen- und Waisenrenten und ein Sterbegeld vorgesehen. Die Verwaltung erfolgt durch die Bundesbehörden.

Workmen compensation laws (Arbeiterunfallversicherungsgesetze). Eine Arbeiterunfall-Versicherung wurde zuerst von der Bundesverwaltung für ihre Angestellten eingeführt (1908), Montana folgte 1909 mit der Unfallversicherung der Bergarbeiter. Heute sind Workmen compensation laws (Arbeiterunfallversicherungsgesetze) in allen Staaten und für mehrere Gruppen von Bundesangestellten erlassen. Der Kreis der durch diese Gesetze erfaßten Arbeiter ist ein verschiedener in den verschiedenen Staaten. Insgesamt dürften 50% der Arbeiter unter diese Gesetze fallen. 26 dieser Gesetze sind zwingend, während 27 den Arbeitgebern die Wahl zwischen Versicherung und Haftpflicht lassen; in 8 Staaten muß die Versicherung durch einen Staatsfond erfolgen, während sie in 11 Staaten in einem Staatsfond erfolgen kann oder in Privatversicherungsgesellschaften — in den andern 30 Staaten erfolgt sie ausschließlich durch letztere. Der auffallende Unterschied gegenüber den europäischen Gesetzgebungen ist der, daß in den meisten Staaten keine Dauerrenten gegeben werden. Auch Witwenrenten werden nur in 13 Staaten für Lebenszeit ausgezahlt, sonst für einen Zeitraum zwischen 260—600 Wochen, meist für 300—450 Wochen. Auch für dauernde vollständige Arbeitsunfähigkeit wird die Rente (50—70%, meist $66^2/_3\%$ des Arbeitslohnes) nur in 15 Staaten für Lebenszeit ausgezahlt, sonst für zwischen 260—750 Wochen (meist für 400—500 Wochen). Bei dauernder teilweiser Einbuße an Erwerbsfähigkeit erfolgt in den meisten Staaten die Entschädigung durch Bezahlung der Vollrente, und zwar für eine bestimmte Anzahl von Wochen oder (in 3 Staaten) bis zu einem bestimmten Höchstbetrag. Für bestimmte typische Verletzungen ist in fast allen Staaten gesetzlich festgesetzt, für wie viele Wochen diese Entschädigung gezahlt werden soll, so z. B. für den Verlust einer Hand in verschiedenen Staaten für 110—333⅓ Wochen, meist für 150—200 Wochen; für den Verlust des Daumens 40—125 Wochen, meist 60 Wochen, eines Beines 170—343, meist um 200 Wochen. Alle Berufskrankheiten, d. h. alle durch den Beruf verursachten Erkrankungen werden in 16 Staaten entschädigt; in 17 Staaten besteht eine Liste der entschädigungspflichtigen Berufskrankheiten.

Fast alle Gesetze schreiben vor, daß dem verletzten Arbeiter ärztliche Hilfe beizustellen ist. Anfangs waren der Zeit der Behandlung und den Kosten recht enge Grenzen gezogen. Diese Grenzen wurden später weiter gesteckt, und es wurde in manchen Staaten den Behörden das Recht gegeben, die im Gesetz vorgesehenen Fristen und die vorgesehenen Kosten zu erweitern. 25 Staaten setzen derzeit keine Grenze für die ärztlichen Leistungen fest, in andern bestehen noch starke Beschränkungen. Die Behandlung erfolgt anscheinend überall durch von den Versicherungsgesellschaften bestellte oder von ihnen oder den Behörden zugelassene Ärzte.

Die oben erwähnte Arbeitslosenversicherung geht gegenüber *Kranken* in den allermeisten Staaten so vor, daß — da körperliche Arbeitsfähigkeit als Voraussetzung für den Begriff „Arbeitslosigkeit" angesehen wird —, einem Arbeiter, der infolge Krankheit arbeitslos ist, und selbst einem, der während der Arbeitslosigkeit erkrankt, keine Unterstützung ausgezahlt wird. Mit einer Fürsorge für erkrankte Arbeiter ist zuerst der Staat Rhode Island 1942 vorgegangen; dann folgte Californien 1946, New Jersey 1948, Washington 1949, New York 1949. In diesen Staaten müssen alle Arbeiter, die in gewerblichen Betrieben mit mehr als 4 oder 5 Arbeitern beschäftigt sind, auf Kranken*geld* versichert sein. Kein

Krankengeld wird gegeben für Arbeitsunfähigkeit, die durch eine unter
das Arbeiter-Unfallentschädigungsgesetz fallende Erkrankung oder
durch Schwangerschaft verursacht ist. Krankengeld wird nach einer
Wartefrist von 7 Tagen, und zwar meist bis 13 Wochen gegeben, so auch in
New York, jedoch in Rhode Island bis zu 26 Wochen. Das New-Yorker
Gesetz verlangt, daß die Krankheitsbescheinigung durch einen „autori-
sierten Arzt" erfolgt — das ist ein Arzt, der berechtigt ist, nach dem
Arbeiterunfallgesetz zu entschädigende Krankheiten zu behandeln. Die
Versicherung erfolgt in Rhode Island in einem Staatsfond, in den andern
im Staatsfond oder in privaten Versicherungsgesellschaften. Beiträge
werden meist von Arbeitnehmern und Arbeitgebern gezahlt, doch sind
auch andere Regelungen vorgesehen. Ähnliche Pläne werden in vielen
andern Staaten beraten.

In U.S.A. besteht bis heute kein Gesetz, das dem Unbemittelten im
Krankheitsfall — außer wenn dieser durch Betriebsunfall oder -Schäd-
lichkeiten verursacht wurde — ärztliche Behandlung sicherstellt. Es
liegen aus dem letzten Jahrzehnt eine große Anzahl wertvoller Erhebun-
gen über die Kosten ärztlicher Behandlung und deren Verhältnis zum
Einkommen, ferner über die Versorgung Unbemittelter mit ärztlicher
Hilfe, das Einkommen der Ärzte, die Versorgung mit Krankenkassen,
die Einrichtungen zur freiwilligen Versicherung mindestens eines
Teiles der Krankheitskosten vor. In den letzten Jahren beträgt die Zahl
dieser Untersuchungen rund 140. Darunter sind solche, die im größten
Umfang vorgenommen wurden: Die Erhebungen des National Resources
Committee: Estimates of Family Expenditures in the U. S. 1935—1936
erfaßten das Einkommen von 300000, die Ausgaben von 60000 Familien.
Die „Studies of the Committee of the costs of Medical Care" (Studien
über die Kosten ärztlicher Versorgung) 1928—1931 berichten über
8785 Familien mit rund 40000 Personen. Der National Health Survey
1935—1936 umfaßte über 700000 weiße und Negerhaushalte mit
2½ Millionen Personen.

1945 führte die Social Security Administration Erhebungen über
235 Organisationen für „prepayment medical care" durch (wörtlich:
„Vorauszahlung für ärztliche Hilfe" — der in U.S.A. gebräuchliche
Ausdruck für Versicherung auf ärztliche Hilfe), veröffentlicht von MAR-
GARETE C. KLEMM. Im selben Jahr erschien eine erschöpfende Darstel-
lung von dem im selben Amt beschäftigten FR. GOLDMANN „Voluntary
Medical Care Insurance in U.S.A." (Freiwillige Krankenversicherung,
U.S.A., New York, Columbia University Press, 1948), ferner von
H. L. PLUMLEY, Vicepresident of State Mutual Life Assurance Comp.
„Budgeting the costs of illness" (Inrechnungstellung der Krankheits-
kosten) 1947. In den letzten Jahren haben die American Medical Asso-
ciation und ihre Unterorganisationen eine ungeheure Anzahl von Flug-

blättern, Broschüren, Büchern gegen die obligatorische Krankenversicherung, die sie unter dem Schlagwort „Socialized medicine" bekämpften, erscheinen lassen, von denen das umfangreichste den charakteristischen Titel trägt „Compulsion, the key to collectivism. A Treatise on and Evidence of Attempts to foist on the American People Compulsory Health Insurance" („Zwang, der Schlüssel zum Kollektivismus, eine Abhandlung über und eine Klarlegung der Versuche, der amerikanischen Bevölkerung Zwangskrankenversicherung aufzuschwätzen"), (192 Seiten, Großquart).

Es bestehen in Amerika — wie dies in allen Ländern vor Einführung einer obligatorischen Krankenversicherung der Fall war — eine große Anzahl von Organisationen, die freiwillige Versicherung durchführen; sie reichen zurück bis in die Mitte des vorigen Jahrhunderts. Die erste solche Organisation wurde 1851 in Kalifornien gegründet und errichtete ein eigenes Krankenhaus — sie ist heute noch tätig. Dann entwickelten sich in großen Firmen solche Versicherungen (so die Macy Mutual Aid Association 1885), in denen vor allem Wert auf Kranken- und Sterbegeld gelegt wurde, Ärzte wurden zunächst nur zur Bescheinigung der Arbeitsunfähigkeit angestellt, während sie später auch ambulatorische Behandlung leichter Krankheiten im Betriebsgelände durchführten. 1868 gab es 161 Fraternal benefit societies mit bestimmten Rituals, wie Logen, mit zusammen $\frac{1}{2}$ Million Mitgliedern, von denen manche auch Ärzte zur Behandlung anstellten. Eine 1884 gegründete, heute noch bestehende Organisation ist der „Workman Benefit Fund" in New York, dem viele eingewanderte Deutsche angehören. Auch mehrere Gewerkschaften (Gießereiarbeiter, Bäcker und Zuckerbäcker u. a.), insgesamt 31,7% der Gewerkschaften mit 39,6% aller Gewerkschaftsmitglieder, geben Krankengeld und zum Teil auch Sterbegeld.

Die Internationale Organisation der Frauenkleidermacher von New York (Internationale Lady Garment Workers Union) errichtete 1912 ein „Gesundheitszentrum für ärztliche Raterteilung und Behandlung der Mitglieder". Dieses entwickelte sich zu einem großen ärztlichen und zahnärztlichen Ambulatorium. In den letzten Jahren wurden von dieser Gewerkschaft auch in andern Städten solche Ambulatorien gegründet. Auch die Automobilarbeiter errichteten eine solche Anstalt in Detroit. — Die United Mine Workers (JOHN LEWIS als Leiter der Gewerkschaft) setzte eine Krankenversorgung der Arbeiter und die Errichtung ärztlicher Zentralen im Bergbaugebiet durch, erhalten durch Beiträge, die die Grubenbesitzer pro Tonne gewonnener Kohle in einen Wohlfahrtsfond zu zahlen haben. Die Errichtung dieses Fonds, die Bestimmung der Höhe der Beiträge, konnte nur durch wiederholte größere Streiks (über eine Million Streikender) von langer Dauer erreicht werden.

Man kann die Vielheit der heute auf diesem Gebiet bestehenden Organisationen, wie es M. Klemm tut, unterscheiden nach den Personengruppen, die den Anstoß zu ihrer Entstehung gegeben haben: Betriebsunternehmungen, private Gruppen, Ärztegruppen u. a. Man kann sie nach Goldmann trennen in solche, die nur Geldentschädigung bzw. Geldhilfe für die Ausgaben für Arzt und Krankenhaus geben, und solche, die für Krankenhauspflege und gewisse Arztdienste vorsorgen. Doch scheint es etwas schwierig, hier klare Grenzlinien zu ziehen.

Die Versicherung der Arbeiter einzelner Betriebe durch ihren Zusammenschluß reicht — wie oben gesagt — weit zurück. Nach einer von Plumley wiedergegebenen Zusammenstellung sind 68,2% der Versicherten in Betrieben mit über 5000 Arbeitern beschäftigt, nur 7% in Betrieben mit 250—999 Arbeitern. Es sind 4 Typen von Versicherungen: Gegen Lohnverlust durch Krankheit 6 Millionen Versicherte (1946); für Spitalskosten (bzw. einen Teil derselben von 2—12 Dollar pro Tag) 8 Millionen Versicherter (1945); für Kosten chirurgischer Eingriffe 5,5 Millionen Versicherter; für ärztliche Besuche (meist zusammen mit anderen Versicherungen) 400000 Versicherte (1945).

Insbesondere während des Krieges nahmen diese Versicherungseinrichtungen zu, vor allem aber — oft ganz unabhängig von diesen — führte die Sorge mancher großer Fabriksunternehmungen um Beschaffung eines gesunden Arbeiterstammes zu ärztlicher Untersuchung und Beistellung von Pflege und Behandlung Erkrankter. Anstellung von Fabriksärzten und -pflegerinnen erschien notwendig, denn viele solche für Kriegszwecke geschaffene Größtbetriebe wurden fern von allen Ortschaften errichtet, und es mußten wie für Wohnungsunterbringung und anderes so auch für ärztliche Versorgung Erkrankter die nötigen Einrichtungen geschaffen werden.

Als eines der besten Beispiele seien hier die von dem Großunternehmer Kaiser geschaffenen Versicherungseinrichtungen erwähnt, die Paul de Kruif in seinem Buche „Kaiser wakes the doctors" (Kaiser erweckt die Ärzte) beschreibt. Nach Besprechung mit den Gewerkschaften traten 90% der Arbeiter der Versicherung bei. Später weigerten sich von 3000 Familien nur 12 den Monatszuschlag zur Miete (5 Dollar) zu zahlen und dafür ärztliche Behandlung zu erhalten. Die American Medical Association verursachte Schwierigkeiten, boykottierte die leitenden Ärzte, ein lokaler Ärzteverein weigerte sich, die Frauen und Kinder der Arbeiter gegen Bezahlung durch die Versicherung zu behandeln. Andere Ärzte organisierten sich und übernahmen dann die Behandlung. Krankenhäuser wurden für die Versicherten gebaut — Kaiser blieb in diesem Kampf siegreich.

Im allgemeinen aber erstreckt sich die Gesundheitsfürsorge der Betriebe nicht auf die Behandlung Erkrankter, soweit es sich nicht um erste Hilfe im Betrieb, Behandlung leichter Erkrankungen im Betrieb und eventuell noch weitere Behandlung von Unfällen und Berufskrankheiten, die entschädigt werden müssen, handelt. Sie umfaßt vielmehr folgende Probleme: Schutzimpfung gegen Blattern und Typhus, Untersuchung jedes aufzunehmenden Arbeiters (auch Wassermann- und Lungen-Röntgenuntersuchung), periodische Untersuchung der beschäftigten Arbeiter, in derselben Art Untersuchung bei Rückkehr zur Arbeit nach Erkrankung, eventuell Entlassungsuntersuchung, hygienische Belehrung der Arbeiterschaft. So wertvoll diese Einrichtungen auch für das Unternehmen und zum großen Teil für seine Arbeiter sind, so haben sie doch keine Ähnlichkeit mit Einrichtungen der Sozialversicherung und erreichen ihren vollen Wert erst, wenn der bei Untersuchung krankbefundene Arbeiter auch die entsprechenden Behandlungsmöglichkeiten kostenlos findet.

Die Versicherungsorganisation, die heute am meisten Mitglieder zählt, ist das Blue Cross (Blaues Kreuz), eine von der American Hospital-Association ausgehende und von der American Medical Association jetzt lebhaft unterstützte Organisation oder richtiger zahlreiche gleichartige Organisationen. Gegen monatliche Bezahlung von im Jahre 1946 (jetzt etwas mehr) 0,5—1,25 Dollar bei Gruppenversicherung, von 0,65—1,40 Dollar bei Versicherung einzelner Personen (höhere Sätze bei Mitversicherung der Familien), gewähren sie 21—30 tägige Spitalspflege in einem der angeschlossenen Krankenhäuser — d. h., es werden die Kosten der Spitalsverpflegung, die Benutzung des Operationsraumes, die gewöhnlichen Medikamente, Verbände und Laboratorienuntersuchungen durch diese Versicherung bestritten. Für über die gewöhnlichen Spitalsleistungen Hinausgehendes hat der Versicherte selbst zu zahlen. Er kann sich aber auch auf weiteres versichern: Es sind 84% der Versicherten für Bezahlung der Narkose versichert, 70% auf Bezahlung von Röntgenuntersuchung, 63% auf Elektrokardiogramm u. a., d. h., soweit diese während des Krankenhausaufenthaltes vorgenommen werden. Es sei noch bemerkt, daß Behandlung und Operationen während des Spitalsaufenthaltes nicht in die Versicherung eingeschlossen sind; sie wird sehr häufig von den behandelnden Ärzten des Patienten auch nach seiner Krankenhausaufnahme fortgeführt. 1937 zählten die Blue Cross Organisationen ½ Million Mitglieder mit mitversicherten 200000 Familienmitgliedern, 1946 waren es 20 Millionen einschließlich 11 Millionen Angehörige, 1950 sind es insgesamt 35 Millionen.

Es entwickelten sich im letzten Jahrzehnt verschiedene öfters von ärztlichen Organisationen in einzelnen Staaten ausgehenden Pläne zur Beistellung „ärztlicher Dienste" für Versicherte, deren Einkommen eine bestimmte Höhe nicht überschreiten darf. Die Dienste, die dem Versicherten geleistet werden, schließen Geisteskrankheiten, Tuberkulose, selbstzugefügte Verletzungen aus. Meist ist durch die Versicherung nur chirurgische Behandlung in einem Krankenhaus gedeckt, manchmal auch Behandlung innerer Erkrankungen in einem Krankenhaus, nur bei wenigen ärztliche Behandlung außerhalb des Krankenhauses. Demnach bilden diese „Blue shield" (Blauer Schild) Versicherungen vor allem eine Ergänzung zu der Blue Cross Versicherung auf Krankenhauskosten. Beide Versicherungen arbeiten oft miteinander. Wie viele von den Versicherten zur unbemittelten Bevölkerung gehören, läßt sich nicht ermitteln.

Manche Besonderheiten weisen die Pläne der ärztlichen Gesellschaften in den Staaten Oregon und Washington auf. Sie gehen zurück bis auf das Jahr 1917. Sie geben ärztlichen Dienst den bei ihnen versicherten Gruppen von Lohnempfängern und deren mitversicherten Frauen und Kindern sowohl in den Sprechstunden der Ärzte als auch in der Wohnung des Versicherten und im Krankenhaus. Die Mitgliederzahl betrug in Oregon 100000, in Washington (State) 260000. Es sind in Oregon 95%, in Washington 85% der Ärzte der Versicherung angeschlossen und es besteht freie Arztwahl.

Die „Farm Security Administration" (Wohlfahrtsverwaltung des U. S. Ackerbau Department) schuf durch Abmachungen mit den örtlichen ärztlichen Gesellschaften in armen ländlichen Gegenden eine Krankenversicherung, die durch freiwillige Beiträge durchgeführt werden konnte, wobei sie gestattete, daß diese Beiträge aus staatlichen Darlehen bezahlt werden, die den Farmern für allgemeine Zwecke gegeben wurden. Die Versicherung kostete meist 18—20 Dollar jährlich. Es waren Verträge mit den Ärzteorganisationen der Counties (Kreise) geschlossen worden, nach denen freie Arztwahl bestand. 1936 waren solche Versicherungen in 8 Counties von 3 Staaten, 1943 in über 1000 Counties von 42 Staaten. In den ärmsten Staaten stieg die Zahl der Versicherten am schnellsten. 1944 waren 87% der Mitglieder zur ärztlichen Behandlung berechtigt, 64% außerdem zur Inanspruchnahme chirurgischer Dienste, 67% zur Spitalsbehandlung, 42% zur zahnärztlichen Behandlung (Better Health for Rural Americas. Bessere Gesundheit für das flache Land Amerikas. U.S. Agricultural Dep. 1945). Die Mitgliederzahl stieg bis auf 600000 Familien in 1100 Counties an. Mancher Landarzt war froh, so doch etwas Bezahlung für die Behandlung der Armen zu bekommen. Der Krieg mit seinem Mangel an Ärzten, da viele einberufen wurden, führte zu einem Rückgang. In einem dem Senate über diese Versicherung erstatteten Berichte 1945 hieß es, daß Zeichen vorhanden sind, daß das amerikanische Volk sich allmählich irgendeiner Form der Zwangsversicherung zuneigt, wie sie im National Health Act von 1945 enthalten ist, welcher für ein System der Krankheitsversicherung sorgt. Der Bericht tritt energisch für Einführung einer obligatorischen Krankenversicherung für U.S.A. ein.

Es bestehen also vielerlei Formen der freiwilligen Versicherung und die verschiedensten Versuche, der unbemittelten Bevölkerung eine entsprechende ärztliche Versorgung im Krankheitsfalle zu sichern, sind gemacht worden.

Eine 1945 aufgestellte Statistik kommt zu dem Schluß, daß 28 Millionen für Krankenhauspflege, $10\frac{1}{2}$ Millionen für ärztlichen Dienst (mit und ohne Krankenhaus) versichert sind. Heute würde man wohl 40 Millionen für Krankenhauskosten, rund 13 Millionen für ärztliche Behandlung Versicherter annehmen müssen. Das wäre rund ein Drittel der Bevölkerung. Doch muß dabei berücksichtigt werden, daß viele Mitglieder beiden Gruppen angehören — aber trotzdem eine recht stattliche Zahl. Doch muß weiter berücksichtigt werden, daß alle diese Versicherungen, besonders die Krankenhausversicherung (Blue Cross), in ihrem Umfange recht beschränkt sind. Dieselbe Quelle, der wir die Angaben für 1945 verdanken, kommt zu dem Schluß, daß auch heute nur 10% der gesamten Krankheitskosten der Nation durch Versicherung gedeckt sind.

Es sei erwähnt, daß die American Medical Association sich von Anfang an gegen alle Versuche, die Bezahlung von Ärzten oder Krankenhauskosten irgendwie zu organisieren, wendete und noch 1926 „health hospital associations" unethisch nannte. Sie ging gegen Ärzte, die prepayment plans (Versicherungspläne) oder Gruppenpraxis organisierten, mit Boykott vor, der den Ausschluß von Benutzung von Krankenhäusern und Konsiliarpraxis bedeutete. Der Supreme Court (höchster Gerichtshof) erklärte vor einigen Jahren dieses Vorgehen der American Medical Association für ungesetzlich. Nun haben sich in den letzten Jahren die Anschauungen gemildert. Die American Medical Association fördert vielfach freiwillige Versicherung, in der sie ein Mittel sieht, um die obligatorische Krankenversicherung zu vermeiden.

Die Versuche, eine obligatorische Krankenversicherung durch Gesetz einzuführen, reichen weit zurück. Schon 1915 ließ die American Association for Labor Legislation einen Antrag auf Einführung der Zwangskrankenversicherung im Kongreß einbringen. Andere Anträge folgten. 1938 brachte der Senator WAGNER eine „National Health Bill" ein, die eine Krankenversicherung einführen wollte. 1942 verlangte F. D. ROOSEVELT in seiner Kongreßbotschaft die Einführung einer „Krankenhauspflege- und Krankengeldversicherung". 1943 verlangte die WAGNER-MURRAY-DINGELL Bill Vorsorge für ärztliche Behandlung und Spitalsbehandlung durch ein Bundes-Versicherungsgesetz. Auch der gegenwärtige Präsident TRUMAN trat in seinem großen Programm für soziale Wohlfahrt für obligatorische Krankenversicherung ein, doch ist diese bisher nicht Gesetz geworden, trotzdem die Bewegung für die Versicherung immer mehr zunimmt. Der Hauptgegner der Krankenversicherung ist die American Medical Association (s. S. 43), aber ihr Schlagwort von der „sozialisierten Medicin", das anfangs im beschimpfenden Sinne gemeinte Wort, wird allmählich zu einem Ehrentitel und das amerikanische Volk wird sich in absehbarer Zeit jenen Grad von Vorsorge und Wohlfahrt verschaffen, den andere Völker schon lange haben.

IV. Die Verhältnisse in U.S.A.

1. Einiges Allgemeines.

Ehe wir versuchen, einiges über die uns besonders interessierenden Verhältnisse und Einrichtungen in Deutschland, England und U.SA. mitzuteilen, sei einiges Allgemeines über U.S.A. und speziell über die Entwicklung des Gesundheitswesens in U.S.A. mitgeteilt, was uns zu besserem Verständnis der auf dem Gebiet der einzelnen Gesundheitsfürsorgezweige bestehenden Verhältnisse für den Europäer notwendig erscheint. Es sei auch eingangs schon betont, daß die Schwierigkeiten, einen auch nur ungefähren Überblick über die Verhältnisse zu geben, hier größer sind als in irgendeinem andern Land. U.S.A. ist ein Staatenbund. Dem Bund steht, insbesondere in Fragen der inneren Verwaltung, nur eine sehr beschränkte gesetzgebende Macht zu, während die wichtigsten Teile der Gesetzgebung in der Hand der Einzelstaaten liegen. Das Bundesparlament und die Bundesverwaltung üben ihren Einfluß — ähnlich wie es vor einigen Jahrzehnten in England war — gerade auf dem uns interessierenden Gebiete einerseits durch die überragende Sachkenntnis ihrer Ämter und Institute, anderseits durch Geldunterstützungen aus, die aus Bundesmitteln für bestimmte Zwecke und unter bestimmten Voraussetzungen gegeben werden. Die einzelnen Staaten aber — 49 an der Zahl — sind nach jeder Richtung hin untereinander weitgehend verschieden. Einige Beispiele bringt die folgende Tabelle, nach der Volkszählung von 1940:

	Flächeninhalt in km²	Einwohner per km²	Einwohner insgesamt	Davon Stadtbevölkerung
Rhode Island	3140	1750	713346	91,6%
Delaware.	5330	349	266505	52,3%
Texas	690000	63	641482	45,4%
Montana	380000	9,9	559456	37,8%
New Jersey	20400	1470	4160165	81,6%
Massachusetts	21400	1415	4316721	89,4%
New York (State) . . .	127000	730	13479142	82,8%

Dazu kommt noch der Unterschied in der rassischen Zusammensetzung der Bevölkerung. In den Neu-England-Staaten (den ältesten besiedelten Staaten der Ostküste) sind von der Bevölkerung 1,2% Neger, in North-Carolina 39%, in Mississippi 49%. Von der gesamten weißen Bevölkerung der U.S.A. sind 13,5% auswärts (in europäischen Ländern) geboren, aber von den Weißen North-Carolinas nur 0,35%, von denen Kentuckys 0,58%, hingegen von denen des Staates New York 29%.

Diese gewaltigen Unterschiede bringen natürlich ebensolche Unterschiede in allen Einrichtungen der verschiedenen Staaten, in der Art der Berichterstattung darüber und natürlich auch in den Einrichtungen des Gesundheitswesens und in den gesundheitlichen Verhältnissen hervor.

Es mag noch zum Verständnis mancher Verhältnisse in den U.S.A. hinzugefügt werden, daß es dort politische Parteien im europäischen Sinne kaum gibt. Keine der beiden großen, im Bundesparlament allein vertretenen Parteien — die republikanische Partei und die demokratische Partei — haben festgelegte politische und sie scharf unterscheidende Grundsätze, deren Anerkennung Voraussetzung für die Zugehörigkeit zur Partei ist oder auch nur für ihre Vertreter in den gesetzgebenden Körperschaften. So sind in den letzten Jahren die gerade für Gesundheitsfürsorge oder soziale Fortschritte wichtigen Pläne des derzeitigen demokratischen Präsidenten TRUMAN nicht zur Verwirklichung gelangt, weil bei den entscheidenden Abstimmungen eine beträchtliche Anzahl der demokratischen Vertreter — vor allem aus den Südstaaten — zusammen mit den Republikanern gegen sie stimmte. Es ist bisher auch keine der Parteien der ausgesprochene Vertreter bestimmter Wirtschaftsgruppen. Die Arbeiterschaft war bisher politisch nicht selbständig organisiert, sondern stimmt bei den Wahlen in jedem Bezirk für jenen Kandidaten der beiden Parteien, der ihr sympathischer erscheint. Zu einer Änderung sind erst in den letzten Jahren Ansätze vorhanden.

Auch beginnt ein Beamtentum im europäischen Sinne sich erst allmählich zu entwickeln. In vielen Staaten wurde in den letzten Jahren in gewissem Umfange sogenannter „civil service" eingeführt, der den staatlichen Angestellten im allgemeinen vor Entlassung schützt und ihm eine kleine Pension sichert. Aber in andern Staaten führt ein Wechsel der Herrschaft der politischen Partei auch zur Auswechslung einer großen Zahl seiner Angestellten; auch ein Hinüberwechseln aus hohen staatlichen Stellen zur Industrie und umgekehrt ist nichts Ungewöhnliches, selbst bei hohen Militärs.

In das Repräsentantenhaus des Bundes sendet jeder Staat entsprechend seiner Einwohnerzahl einen nach einem Proportionalsystem gewählten Vertreter für 2 Jahre, während jeder Staat, ohne Rücksicht auf die Größe der Einwohnerzahl, 2 Senatoren für 6 Jahre in den Senat entsendet. Der Präsident wird von der Gesamtbevölkerung für 4 Jahre gewählt.

Selbstverständlich wirken sich alle diese Verhältnisse auch auf Organisation und Durchführung der Gesundheitsfürsorge aus.

2. Entwicklung des Gesundheitswesens.

Wenn W. P. Shepard in seinem ausgezeichneten Buch „Essentials of Public Health" schreibt, daß die freiwilligen Organisationen der Gesundheitsfürsorge und deren health agencies (Gesundheitsstellen) „spezifisch amerikanische Einrichtungen" sind, so trifft dies insofern nicht zu, als — wie wir gesehen haben und weiter sehen werden — auch in Deutschland und England die ersten Neuschöpfungen auf diesem Gebiet von privaten Vereinigungen ausgingen, die auch in der weiteren Entwicklung eine große Rolle spielten. In Europa aber, mit seinem historisch gewordenen behördlichen Verwaltungsapparat und seiner Sozialversicherung, übernahmen öffentliche Stellen rascher die Weiterführung des als zweckmäßig Anerkannten, als in Amerika, wo die große Anzahl der weitgehend voneinander unabhängigen und zum Teil kleinen Staaten manches erschwert. Hier greift, ganz ähnlich wie in England die Zentralregierung, die Federalverwaltung, mit Anregungen und mit großen Geldmitteln sowohl für Forschung als für Ausbau von Einrichtungen ein, insbesondere auch durch Überweisung von Geldmitteln für bestimmte Zwecke und unter bestimmten Bedingungen an die Verwaltung der einzelnen Staaten. In der Bundesverwaltung in Washington ist es der U.S. Public Health Service, jetzt zur Federal Security Agency gehörig, der diesen Angelegenheiten vorsteht und einen großen Einfluß auf die Entwicklung des Gesundheitsdienstes und der Gesundheitsfürsorge in allen Staaten durch Zuweisung von Geldmitteln und Überwachung von deren Verwendung ausübt.

Für Mütter- und Kinderschutz wurden vom „U.S. Childrens Bureau" Studien gemacht und Mittel zur Verfügung gestellt. Dieses Bureau ist ebenfalls ein Teil der Federal Security Agency, ebenso das Office of Education, das eine Abteilung für Schulgesundheitspflege hat.

Ehe wir aber auf die Entwicklung der einzelnen Gesundheitsfürsorgezweige in U.S.A. eingehen, sei einiges Allgemeines über die Gesundheitsfürsorge in den Vereinigten Staaten ausgeführt, insbesondere über die Tätigkeit privater und staatlicher Organisationen und das Zusammenarbeiten privater, Bundes-, staatlicher und örtlicher Stellen.

Schon im vorigen Jahrhundert wurden einzelne private Vereinigungen für Gesundheitsfürsorge und Wohlfahrtspflege geschaffen — als eine der ersten die N.Y. State Charities Aid Association 1872, dann die Pennsylvania Society for the Prevention of Tuberculosis (gegründet durch L. F. Flick 1892), und eine ähnliche Tbc.-Organisation in Ohio 1901, New York City 1902. Aber abgesehen von rund 23 Tuberkulosegesellschaften und den Vereinen vom Roten Kreuz waren Gesellschaften für soziale Gesundheitspflege in U.S.A. vor 1900 fast unbekannt.

Die Mutter- und Säuglings-Fürsorgeeinrichtungen beginnen sich ungefähr um 1906 zu entwickeln. 1915 gab es bereits 539 in 142 Städten und 32 Staaten, während beiläufig dieselbe Zahl von Städten nur Säuglingsfürsorgerinnen allein (ohne weitere Einrichtungen zu schaffen) anstellte. Daneben aber entwickelte sich eine große Anzahl von Vereinen und Organisationen für die verschiedensten Zwecke der Volksgesundheitspflege: Zur Bekämpfung der Geschlechtskrankheiten (1905 gegründet von Dr. P. A. MORROW), des Krebses (Dr. TH. D. CULLAN 1913), der Polyomelitis (1916), der Blindheit und deren Verhütung (1905—1915), der Herzkrankheiten (1913), für verkrüppelte Kinder (1900).

S. M. GUNN und PH. S. PLATT bringen in ihrem Buch „Voluntary Health Agencies", New York 1945 eine Tabelle über die freiwilligen Gesundheitsorganisationen im Gesamtstaat, in den Staaten und einzelnen Orten, aus der die folgenden Angaben über die wichtigsten Gebiete entnommen sind:

	Nationale Organisationen	Staatliche oder Gebietsorganisationen	Städtische und Bezirksorganisationen	Insgesamt
Tuberkulose	1	57	2973	3031
Geschlechtskrankheiten . . .	1	19	144	164
Mütter-Gesundheitsfürsorge .	1	0	?	1
Kinder-Gesundheitsfürsorge .	0	0	56	56
Für öffentliche Gesundheitspflege	1	21	1371	1393

Daneben aber sind für viele andere Zwecke der Gesundheitspflege besondere Organisationen: so für Psychische Hygiene (1393), für Verhütung der Blindheit (28), für Herzkrankheiten (27), für verkrüppelte Kinder (1731), für Kinderlähmung (Polyomelitis) 2615. So waren insgesamt — wenn wir vom Roten Kreuz mit seinen rund 9500 Stellen absehen — 15 Nationale Stellen, 285 Staats- und Gebietsorganisationen, 10706 örtliche Stellen vorhanden.

Die Einnahmen dieser Organisationen sind sehr verschieden, zum Teil sehr groß. 1944 nahm nach der oben genannten Quelle die Gesellschaft zur Bekämpfung der Geschlechtskrankheiten (nationale und Ortsgruppen zusammengenommen) schätzungsweise 525000 Dollar ein (davon jedoch 90% vom National War Fund), die Gesellschaften für Mutterschutz-Zentren nahmen 126078 Dollar ein, die Gesamtheit der Organisationen für verkrüppelte Kinder 1600000 Dollar, die für Kinderlähmung 11 Millionen Dollar, die für Tbc. 15 Millionen Dollar, diese letztgenannte zum Teil durch Verkauf von Weihnachtsverschlußmarken. Bei der Gesamtheit aller Organisationen kamen 48 Millionen Dollar ein.

Das sind ganz gewaltige Summen, die sich nur erklären lassen durch die Größe und den Reichtum des Landes, dann aber auch durch die großzügige Propaganda, die getrieben wird. Wir sehen aber auch, daß weder die Zahl der städtischen und lokalen Organisationen noch die von

jeder aufgebrachten Mittel der Bedeutung des speziellen Zweckes entsprechen — so bringt die American Diabetes Association nur 30000 Dollar
auf, die Planed Parenthoud Federation (Gesellschaft für Beschränkung
der Geburtenhäufigkeit) 500000; an der Spitze stehen mit Recht die
Kinderlähmung und die Tuberkulose.

Es machte sich aber auch das Bedürfnis nach dem Zusammenschluß
der verschiedenen Wohlfahrtsorganisationen eines Ortes oder Distriktes
fühlbar, um gemeinsam und solidarisch, nicht im gegenseitigen Wett-
bewerb, Mittel aufzubringen. 1928 bestanden nur 314 solche „Community
Chests" (Ortsverbände), 1949 bereits mehr als 1000.

Erwähnt sei auch noch, das auch die großen Versicherungsgesellschaften, so insbesondere die Metropolitan Life Insurance Company, Gesundheitsfürsorge für die bei ihnen Versicherten und auch für ihre Angestellten
ausüben. Durch Beistellung von sie besuchenden Krankenpflegern (im
Erkrankungsfalle), durch zahlreiche belehrende Broschüren usw.

GUNN and PLATT (der erstere ist Vizepräsident der Rockefellerstiftung)
fassen die Tätigkeit und die Leistungen der privaten Stellen zusammen
als: Pionierwerk, Auffindung der wirkungsvollen Mittel, Belehrung,
Ergänzung der Tätigkeit der öffentlichen Gesundheitspflege, Kritik an
ihr, Förderung der Gesundheitsgesetzgebung.

Mit Recht aber fahren sie dann fort: Die öffentlichen Stellen erweitern
dauernd ihre Dienste infolge wirtschaftlicher, sozialer, politischer und
technischer Änderungen. Diese Entwicklung ist unvermeidbar. Die freie
Wohlfahrtspflege hat sehr viel geleistet; sie soll sich selbst zu großen
Organisationen zusammenschließen und in vielen Dingen einheitlich
vorgehen — sie soll sich aber der Entwicklung nicht widersetzen, sie soll
mit der öffentlichen Wohlfahrtspflege zusammenarbeiten.

Diese amerikanischen Autoren sehen also als Zweck, Aufgaben und
Leistungen privater Organisationen dasselbe an, was man in Europa
als der privaten Tätigkeit auf diesem Gebiete eigentümlich ansieht.
Die private Tätigkeit ist also grundsätzlich in nichts von der in Europa
ausgeübten verschieden — aber sie erfolgt in U.S.A. mit Aufwand
von weit mehr Kräften und weit größeren Geldmitteln.

In der Vorrede zu diesem Buch sagt L. J. DUBLIN, nachdem er die
ungeheure Leistung des „Voluntary Health Movement" (freiwillige
Gesundheitsfürsorgebewegung) betont hat: „Dieser Bewegung ist
parallel gegangen eine ebenso große Entwicklung des öffentlichen oder
aus Steuergeldern unterstützten Gesundheitsdienstes."

In vielen Staaten — wir verweisen auf das über New York später
Auszuführende — insbesondere in den hochentwickelten Staaten der
Ostküste, hat die Gesundheitsfürsorge durch staatliche oder städtische
Einrichtungen schon früh — schon zu Beginn dieses Jahrhunderts —
eingesetzt. In anderen Staaten hat eine von öffentlichen Stellen aus-

geübte Hygiene erst sehr spät wirkungsvoll eingesetzt.— in den dreißiger und vierziger Jahren —, so daß Entwicklung der Gesundheitsfürsorge und des Gesundheitsdienstes Hand in Hand gingen und es schwierig ist, die geschichtliche Entwicklung beider voneinander zu trennen.

Das Children Bureau, gegründet 1912, erhielt 1921—1929 durch den Stepard Towner Act einige Millionen Dollar jährlich und konnte erreichen, daß bis 1929 fast jedes staatliche Gesundheitsamt eine Abteilung für Mutter- und Kinderschutz eingerichtet hatte. Darüber soll später gesprochen werden.

Einen gewaltigen Anstoß und Auftrieb aber erfuhr der öffentliche Gesundheitsdienst überhaupt und mit ihm die durch öffentliche Mittel durchgeführte Gesundheitsfürsorge durch den Federal Social Security Act 1935. Durch seinen Artikel VI erkannte der Kongreß seine Verantwortung für die öffentliche Gesundheit an, bewilligte große Summen zur Unterstützung des staatlichen und örtlichen Gesundheitsdienstes und so kam es zu einer Zusammenarbeit bundesstaatlicher, staatlicher und örtlicher Ämter zur Verbesserung der Gesundheit. Dann bewilligte der Kongreß durch den Selective Service and Training Act 1941 Mittel für durch den Krieg hervorgerufene Bedürfnisse für Gesundheitszwecke, und weitere Hilfsmittel bewilligte er 1946 und in den folgenden Jahren. Für allgemeine Gesundheitszwecke wurden an Staatsgesundheitsämter im Jahre 1937 $7\frac{3}{4}$ Millionen, 1941 $10\frac{3}{4}$ Millionen, 1946 nahe an 11 Millionen Dollar aus Bundesmitteln gegeben. Die staatlichen Gesundheitsämter gaben — abgesehen von Geldern für Krankenhäuser — 1935 13 Millionen, 1941 19 Millionen, 1946 37 Millionen, 1948 66 Millionen für besondere Gesundheitszwecke aus, und zwar 1930 für Tuberkulose 680000 Dollar, 1946 3,2 Millionen; für Geschlechtskrankheiten 1930 442000 Dollar, 1946 941000 Dollar. Für die Bekämpfung von Geschlechtskrankheiten bewilligte der Kongreß 1938 besondere Mittel.

Außerdem gaben die örtlichen Behörden im Jahre 1948 86 Millionen Dollar für Gesundheitszwecke aus. Es sei bemerkt, daß Bundesgelder nur dann bewilligt werden, wenn die vorgelegten Pläne der Staaten den Anforderungen der betreffenden Bundesbehörde entsprechen und wenn Staats- oder Ortsgemeinden sich verpflichten, mindestens denselben Betrag für den betreffenden Zweck zu geben.

Es seien hier auch noch die Health Centers erwähnt, weil sich der Begriff dieser Worte in U.S.A. einerseits nicht mit der Bedeutung dieser Worte in England deckt, wo sie vor allem der Heilbehandlung Erkrankter dienen, andererseits aber unter Umständen ihre Tätigkeit dort, wo voll ausgebaut, auch etwas über das hinausgeht, was in Deutschland die Gesundheitsfürsorgestellen leisten.

Die „Health Centers" sind Zentralfürsorgestellen, deren Abteilungen alle Zweige der Mütter-, Säuglings- und Kleinkinderfürsorge ausüben,

dann aber auch Schulkinderfürsorge, Schulzahnpflege, die Tuberkulosefürsorge, manchmal auch Fürsorge für Geschlechtskranke. Sie sind mit
Laboratorien und anderen diagnostischen Behelfen für alle diese Fürsorgezweige ausgestattet, dienen vielfach auch für konsultative Tätigkeit mit
den praktischen Ärzten, wenn deren eigenen Behelfe nicht ausreichen und
die Mittel des Patienten die Zuziehung von weiteren Ärzten nicht gestatten. Sie sind ausschließlich für Unbemittelte bestimmt, doch wird diese
Bestimmung in verschiedenen Orten wohl mit verschiedener Strenge
gehandhabt. Sie haben Verbindung zu verschiedenen Krankenanstalten,
an die sie ihre Pfleglinge im Bedarfsfalle weisen. 1912 waren die ersten
Health Centers gegründet worden. Die Zahl der befriedigend eingerichteten betrug nach OSCAR R. EWING 1945, 425. Nach seiner Meinung,
in einem dem Präsidenten TRUMAN am 2. Oktober 1948 unterbreiteten
Bericht: „The Nations Health, a Ten Year Program" sind dies rund 9%
der notwendigen Zahl.

Weiter sei hier noch als typisch amerikanisch die großzügige Propagandatätigkeit, die man in Europa bei weitem nicht in diesem Maße
kennt, erwähnt. Sie wird in zahllosen Konferenzen und Meetings (die
merkwürdigerweise im politischen Leben hier eine weit geringere Rolle
spielen als in Europa) geübt, vor allem aber durch eine ungeheure
Menge von Plakaten, Flugblättern und oft sehr schön ausgestatteten
Broschüren, die in vielen hunderttausenden von Exemplaren an das
Publikum unentgeltlich oder gegen kleine Bezahlung abgegeben
werden. Auch die behördlichen Stellen bringen für diese Erziehungs-
zwecke („Education") zahllose, gutgeschriebene und schön ausge-
stattete Drucksachen hervor.

Es seien hier auch — obwohl unabhängig von diesen Organisationen —
die zahlreichen Bücher von PAUL DE KRUIF genannt, die in fesselnder
und wirkungsvoller Weise für öffentliche Gesundheitspflege und -für-
sorge eintreten.

V. Tuberkulose-Fürsorge.

a) Bekämpfung der Tuberkulose.

1. Deutschland.

HERMANN BREHMER, selbst lungenkrank, eröffnete 1854 eine Heilanstalt für Lungenkranke in Görbersdorf (Schlesien) und ließ 1857 eine
Schrift „Die Ursache und die Heilbarkeit der Lungenschwindsucht"
erscheinen. Er war es, der die Anstaltsbehandlung in die Therapie der
Lungenschwindsucht einführte. Sein Patient und Schüler DETTWEILER
entwickelte die Therapie weiter durch Einführung der Freiluftliegekur,
einer Anregung des Posener Krankenhausarztes KACZOROWSKI folgend.

BREHMERS Anstalt war — ebenso wie einige nach ihrem Muster entstandene — eine Anstalt für Wohlhabende. Schon 1869 betonte LEBERT die Notwendigkeit solcher Heilanstalten für Unbemittelte. Die Forderung nach solchen Anstalten für Unbemittelte erhoben in Deutschland NIEMEYER (1877), DRIVER (1882, 1890) u. a., in der Schweiz VOGT (1880), in Österreich SCHRÖTTER (1883). 1888 beschloß in Berlin die Städtische Deputation die Errichtung einer „Heil- und Pflegeanstalt für chronische Brustkranke", die aber erst 1892 eröffnet wurde. 1891 hatte die Stadt Dresden mit der Privatanstalt „Deutsche Heilanstalt" in Loschwitz einen Vertrag über 25 Betten geschlossen, 1892 der „Frankfurter Verein für Rekonvaleszentenanstalten" die erste „Volksheilstätte" mit 28 Betten eröffnet. Eine Anzahl von Vereinen zur Errichtung von Volksheilstätten entstand. Es war aber GERHARD, der Direktor der Landesversicherungsanstalt der Hansastädte, der 1891 — obwohl der Wortlaut der Versicherungsgesetze dem eigentlich entgegenstand — die Invalidenversicherungsanstalten für Behandlung der Tuberkulösen und Errichtung von Lungenheilstätten mobilisierte. Die Versicherungsanstalt der Hansastädte sandte 1894 112 Lungenkranke auf ihre Kosten in einen Kurort. Die Versicherungsanstalt Hannover eröffnete als erste Versicherungsanstalt 1895 eine eigene Heilstätte. 1899 ordnete dann die Novelle zum Invalidenversicherungsgesetz die Angelegenheit in einer Weise, die den Landesversicherungsanstalten eine großzügige Tätigkeit auf diesem und verwandten Gebieten ermöglichte.

Am 25. November 1895 wurde das „Deutsche Zentralkomitee zur Errichtung von Heilstätten für Lungenkranke" geschaffen, das alle an der Tbc.-Bekämpfung interessierten Personen und Stellen zusammenfaßte. Es hatte den Zweck, „geeignete Maßnahmen anzuregen und zu fördern"; es hat nie Heilstätten oder andere der Bekämpfung der Tbc. dienende Einrichtungen selbst geschaffen, leistete aber Ungeheures durch Anregung, Förderung, Beratung. Es hielt alljährlich eine „Generalversammlung" ab, zu der ein Bericht „Der Stand der Tbc.-Bekämpfung im Frühjahr des Jahres . . . ." herausgegeben wurde. Seit 1903 wendete es auch der Tbc.-Fürsorge seine Aufmerksamkeit zu und 1906 änderte es, der seitherigen Entwicklung Rechnung tragend, seinen Namen in „Deutsches Zentralkomitee zur Bekämpfung der Tuberkulose". In den folgenden Jahren wurde eine Lupuskommission, eine Fürsorgestellenkommission, eine Kommission für „Tbc.-Fürsorge im Mittelstand" gegründet, seit 1913 unter Leitung von HELM und KAYSERLING das „Tbc.-Fürsorgeblatt" monatlich herausgegeben. Von 1903 an wurden regelmäßige „Versammlungen der Tbc.-Ärzte" veranstaltet, ferner „Auskunfts- und Fürsorgestellentagungen". Die Leiter (Generalsekretäre) des Komitees waren: VON PANNWITZ (bis 1904), dann I. NIETNER bis 1914, dann v. HELM.

Einen Überblick über die Entwicklung des Heilstättenwesens gibt die folgende Tabelle:

Besitzer	1903		1923	
	Zahl der		Zahl der	
	Anstalten	Betten	Anstalten	Betten
Vereine	33	2695	57	5768
Invalidenversicherungsanstalten .	13	1378	50	6316
Krankenkassen	—	—	6	676
Städte, Kreise, Behörden	10	979	25	2802
Private	24 (19)	1946 (1430)	57	4074
Zusammen	80 (19)	6998 (1430)	195	19646

In Klammern sind jene Anstalten (und Betten) gesetzt, die 1903 nicht als Volksheilstätten angesehen werden können.

Leider sind uns weiter so detaillierte Übersichten nicht zugänglich, doch gab es nach dem Statistischen Jahrbuch für das Deutsche Reich im Jahre 1936 463 Anstalten für erwachsene Tuberkulöse mit 30745 planmäßigen Betten und 64 Anstalten für Kinder mit 5628 Betten. Das ergibt ein Bett auf 1,4 Todesfälle an Tuberkulose, oder 0,7 Betten für jeden Todesfall.

Die Zahl der durch die Invalidenversicherungsanstalten in Heilstätten Verpflegten ist nach dem ersten Weltkriege infolge der schweren finanziellen Lage, in der sich die Anstalten durch Inflation und wirtschaftliche Depression befanden, erheblich zurückgegangen, zum Teil auch infolge des Rückganges der Tuberkulose-Verbreitung.

In Anstaltsbehandlung wegen Lungen- und Kehlkopftuberkulose standen auf Kosten der Invalidenversicherung

    1897 . . . . . . 3334 Personen
    1913 52251   ,,
    1933 21792   ,,

Anfangs war der Andrang gerade Schwerkranker in die Heilstätten ein sehr großer. Die Heilstätten und ihre Träger, die Invalidenversicherungsanstalten, mußten immer wieder und wieder betonen, daß vor allem Initialfälle in die Anstalten gehören, und dies um so mehr, als der Heilstättenaufenthalt auf Kosten der Invalidenversicherungsanstalten aus formalen und finanziellen Gründen auf 3 Monate beschränkt war. Allmählich aber traten in der Auffassung des Publikums Änderungen ein und nun drängten Leicht- und Leichtestkranke, solche mit inaktiver Tuberkulose und selbst tuberkulös Unverdächtige in die Anstalten. Es wurde notwendig, für eine sorgfältige Auslese der aufzunehmenden Kranken zu sorgen durch Voruntersuchung durch tüchtige Spezialärzte, durch längere Beobachtung in Krankenanstalten oder in besonderen Beobachtungsstätten, seltener in den Heilstätten selbst.

Nach einer Erhebung im Jahre 1921 waren von den auf Kosten der Landesversicherungsanstalten in ihren Heilstätten aufgenommenen Tuberkulosefälle 37% im 1., 40% im 2., 23% im 3. Stadium. In den Anstalten der verschiedenen Invalidenversicherungsanstalten schwankte der Prozentsatz der im 1. Stadium Befindlichen zwischen 33% und 64%, der im 3. Stadium Befindlichen zwischen 3% und 31%.

Neben dem Problem der Auslese Geeigneter für Anstaltsbehandlung ergaben sich aber auch andere Probleme, die für die Volksgesundheitspflege sehr bedeutungsvoll wurden:

Das Problem der Unterbringung und Versorgung Schwertuberkulöser in Anstalten.

Das Problem der Rückführung Heilstättenentlassener ins Erwerbsleben, deren weitere ärztliche Überwachung.

Vor allem aber die Fürsorge für die Familien Tuberkulöser. Manche derselben mußten während der Zeit des Anstaltsaufenthaltes des Ernährers vor Not geschützt werden. Das Wichtigste aber war die Feststellung, ob auch andere Familienmitglieder erkrankt seien, die Sorge für die bereits Infizierten, dann aber dafür, daß der nach Hause zurückgekehrte Kranke nicht andere Familienmitglieder infiziere. Es mußte für möglichste Isolierung der Ansteckungsfähigen, für dauernde ärztliche Überwachung der Familie gesorgt werden.

Schon 1897 hatte der „Volksheilstättenverein vom Roten Kreuz in Berlin" eine Abteilung „Familienfürsorge" für die Unterstützung der Familien der Heilstättenpfleglinge errichtet. Der Verein zur Bekämpfung der Schwindsucht in Halle a. d. S. schuf 1899 eine Fürsorgestelle für Heilstättenentlassene. In Charlottenburg gründete das Rote Kreuz 1902 eine „Ermittlungs-, Beratungs- und Fürsorgestelle für Lungenkranke".

Die Idee der Fürsorgestelle in ihrer vollkommenen Ausgestaltung scheint im Kopfe Calmettes in Lille (Frankreich) entsprungen zu sein, der 1899 seine Pläne vor einer parlamentarischen Kommission entwickelte: „Fürsorgestellen, ausschließlich bestimmt zur Prophylaxe der Tuberkulose durch hygienische Belehrung der Bevölkerung und durch häuslichen Beistand für jene zahlreichen Tuberkulösen, die weder in Heilstätten noch in Spitälern aufgenommen werden." Er und seine Freunde eröffneten am 1. Februar 1901 das „Dispensaire Emil Roux" in Lille. Sie vertraten „la formule francaise" der Tbc.-Bekämpfung auf internationalen Kongressen — im Gegensatz zur „Deutschen Formel" der „Heilstättenbewegung". Davon ging eine weitere starke Anregung zur Gründung von „Tuberkulosefürsorgestellen" in Deutschland aus, für deren Einrichtung Pütter, Stuertz, Kayserling eintraten. Die Fürsorgestellenbewegung wurde gefördert durch scharfe Kritik, die die

Heilstättenerfolge damals erfuhren (A. GROTJAHN, „Krankenhauswesen und Heilstättenbewegung", Leipzig 1908).

Es kann hier keine ins einzelne gehende Geschichte der Entwicklung der Fürsorgestellen in Deutschland, zu deren Vorfahren wohl auch manche Polikliniken und Ambulatorien zu rechnen sind, gegeben werden. Über Ausdehnung und Verbreitung, die sie allmählich in Deutschland gewannen, mögen folgende Zahlen Auskunft geben:

1903   18 Polikliniken,

1906   68 Auskunfts- und Fürsorgestellen für Lungenkranke und Polikliniken,

1910 320 Auskunfts- und Fürsorgestellen für Lungenkranke und außerdem noch

     537 Bayerische Bezirks- und Ortsausschüsse,

1920 3029 Auskunfts- und Fürsorgestellen, einschließlich der Hilfsfürsorgestellen,

1925 1901 Fürsorgestellen (ohne Hilfsfürsorgestellen u. dgl.).

In den Mittelpunkt der Bekämpfung der Tbc. in Deutschland, die in den ersten Jahren allzu sehr auf Heilbehandlung konzentriert war, trat immer mehr die Tuberkulosefürsorgestelle, die ihre Aufgabe nicht nur in der Fürsorge für Tuberkulöse sah, sondern in der Auffindung und frühzeitigen Erkennung der tuberkulösen Erkrankungen, und der Ergreifung der notwendigen Maßnahmen gegen weitere Verbreitung — kurz in der epidemiologischen Bekämpfung der Tuberkulose. Solche epidemiologische Bekämpfung aber hat zur Voraussetzung, daß alle ansteckenden Fälle möglichst frühzeitig und möglichst vollständig jenen Stellen bekannt werden, die die weiteren Maßnahmen durchzuführen haben. Zu diesem Zwecke wurde zuerst in einigen deutschen Städten (Berlin 1883, Düsseldorf 1891, Charlottenburg 1891) die Anzeigepflicht für Erkrankungen und Todesfälle an Tuberkulose bei Vorliegen besonderer Umstände (z. B. in Gasthäusern, Pensionaten) eingeführt. Nach dem Preußischen Gesetz vom 4. August 1923 sollte jede ansteckende Erkrankung und jeder Todesfall an Tbc. von dem behandelnden Arzte dem Amtsarzt angezeigt werden. An Stelle der Meldung an den Amtsarzt kann auch Meldung an die Fürsorgestelle zugelassen werden. Die Ausführungsbestimmungen zum Gesetz sehen intensive Zusammenarbeit der Behörden mit den Fürsorgestellen vor und betonen insbesondere die Notwendigkeit von Belehrung und Schutz der Familien. Aber noch 1933 waren in Preußen von den Todesfällen an Tbc. in Großstädten 16,4%, in Landkreisen 20,3% während der Zeit der Erkrankung nicht gemeldet worden. Die Auffindung selbst schwerster Tuberkulosefälle ist durch das Gesetz demnach nicht vollständig erreicht worden. Um so notwendiger erschien daher ein inniges Zusammenarbeiten der Fürsorgestellen mit Krankenhäusern, Krankenkassen und Ärzten.

Um möglichst viele der ansteckungsfähigen Fälle und der durch sie Gefährdeten fürsorgerisch zu erfassen, dazu bedarf es geschulter Ärzte und einer großen Zahl gut geschulter und den einzelnen Fällen eifrig nachgehender Fürsorgerinnen, und auch der nötigen Behelfe zur Untersuchung aller Tuberkuloseverdächtigen oder -gefährdeten und ihrer eventuellen Unterstützung. Nicht alle Fürsorgestellen entsprachen diesen Anforderungen. Eine von SEIFFERT, dem Sekretär der Fürsorgestellenkommission des „Reichs-Tuberkulosen-Ausschusses" (früher Deutsches Zentralkomitee usw.), 1934 durchgeführte Überprüfung der Fürsorgestellen ergab, daß in den Jahren 1927—1933 die Zahl der Fürsorgestellen mit eigenem Röntgenapparat von 409 auf 516 gestiegen war, dazu kam noch eine große Anzahl Fürsorgestellen (in Preußen allein 168), für die die Möglichkeit einer Röntgenuntersuchung durch andere Stellen sichergestellt war. Die Zahl der Fachärzte als Leiter der Fürsorgestellen war um diese Zeit von 152 auf 412 gestiegen, auch standen weitere 1174 Fürsorgestellen mit 200 Nebenstellen unter geeigneter ärztlicher Leitung.

GRIESBACH (zitiert nach W. HAGEN) rechnet in der Stadt bei spezialisierter Fürsorge auf 60000 Einwohner eine Tuberkulosefürsorgerin. Als ideale Arbeitseinheit erscheint ihm für eine Stadt von 250000 Einwohnern eine Fürsorgestelle, die jährlich 25000 Durchleuchtungen leisten kann, mit 2 Ärzten, 2 Aufnahmeschwestern, einer technischen Assistentin, einer Laboratoriumsassistentin, 3 Schreibhilfen und 4 Fürsorgerinnen für den Außendienst. W. HAGEN („Tuberkulose und Tuberkulosebekämpfung", München 1949) hält auf dem Lande eine Fürsorgestelle für 60000 Einwohner für notwendig mit einem Facharzt, der auch eine Krankenhausstation für 30 Kranke leitet, und einem die Hälfte seiner Zeit der Stelle widmenden Assistenten, 8—10 Fürsorgerinnen, die für alle Fürsorgezweige tätig sind (Familienfürsorge) und 2 Spezialfürsorgerinnen. Behandelt werden Kranke in der Fürsorgestelle nicht, abgesehen durch Nachfüllung von Pneumothorax.

Das wirkungsvollste Mittel, um in einer Bevölkerung oder einer Bevölkerungsgruppe möglichst alle Tuberkulosen zu erfassen, sind Massenröntgenuntersuchungen. Man begann mit Massendurchleuchtungen: so wurden in Thüringen rund 10000 Arbeitsdienst tuende Jugendliche im Jahre 1936 untersucht (G. KRUTZSCH); dann machte man Aufnahmen mit der HEISIGschen Rollfilmkassette. Das nun allgemein geübte und weitverbreitete Verfahren ist das Mikrofilmverfahren, das die Durchuntersuchung ganzer Bevölkerungsgruppen zur Auffindung aller Verdächtigen oder Kranken ohne allzu große Kosten ermöglicht.

Das von MANUEL DE ABREU (Rio de Janeiro) gemeinsam mit dem Vertreter der Firma Siemens in jahrelangen Versuchen ausgearbeitete

Mikrofilmverfahren besteht darin, die auf dem Röntgenschirm erscheinenden Bilder auf Mikrofilmen (2,4×3,6 mm, bzw. 3,5×3,5 mm) zu photographieren. Die Kosten der einzelnen Aufnahme betragen kaum $^1/_{10}$ der einer gewöhnlichen Röntgenaufnahme. Das Verfahren scheint in Deutschland zueist im großen Maßstabe von HOHLFELDER und anderen verwendet worden zu sein, die in Nürnberg von 10000 Personen Mikrofilmaufnahmen der Lungen machten. Dann untersuchte HOHLFELDER mit Unterstützung der SS („Schutzstaffel" einer nationalsozialistischen Parteigruppe) 640000 Personen aus der Bevölkerung in Mecklenburg (Zeitschrift für Tuberkulose 83, 257, 1939); dabei wurden 1,37% mit Verdacht auf Tuberkulose und Kavernen gefunden, 4,64% mit Verkalkungen. Im selben Jahr berichten auch R. GRIESBACH und ULRICI über Massenuntersuchungen. Eine Verordnung des Reichsgesundheitsführers vom Jahre 1943 bestimmt, daß Volksreihenuntersuchungen — zu denen die Untersuchung einzelner gefährdeter Volksgruppen jedoch nicht gehört, sondern nur Untersuchungen großer Wohngemeinschaften — ausschließlich durch eine besondere Abteilung des „SS-Röntgensturmbanns", „Einsatzgruppe für Röntgenreihenuntersuchungen" durchgeführt werden sollen.

Bemerkt muß dazu werden, daß solche Mikrofilmuntersuchungen nicht nur einer besonderen Apparatur bedürfen, sondern auch einer in ihrer Benutzung geschulten Gruppe, insbesondere auch Ärzte, die diese Filme zu lesen verstehen und danach jene Personen bestimmen, bei denen Großaufnahmen zur Klarstellung der Diagnose notwendig erscheinen.

GRIESBACH hat die Ergebnisse von rund 7 Millionen solcher Mikrofilmreihenuntersuchungen (Röntgenreihenuntersuchungen des Brustkorbes, Leipzig 1948, zitiert nach HAGEN: Die Tuberkulose, München 1949) zusammengestellt. Es zeigten:

Lungentuberkulose vermutlich mit Kavernen	0,11%
Wahrscheinlich aktive Tuberkulose	2,15%
Pneumothorax, Plastik	0,02%
Verkalkte Tuberkuloseherde	5,36%
Pleuraschwarten, wahrscheinliche Tuberkulose . . .	1,59%

Das gibt zusammen 2,68% wahrscheinlich noch aktive, 6,95% wahrscheinlich abgeheilte oder nicht aktive Tuberkulose. Im ganzen ohne jede pathologische Befunde waren 73,83%.

Ermöglicht so das Mikrofilmverfahren eine weitestgehende Auffindung aller Träger von krankhaften Lungenveränderungen und daher die Anlegung eines vollständigen Röntgenkatasters aller Einwohner (REDEKER), so gibt es damit auch die Grundlage für weitestgehende Fürsorge für alle Erkrankten und deren Familien.

Einen weiteren Schritt in dieser Richtung bedeutet das im Januar 1948 vom württembergischen Landtag erlassene Gesetz, nach dem jeder Einwohner verpflichtet ist, auf öffentliche Aufforderung hin sich einer Röntgenreihenuntersuchung auf Tuberkulose zu unterziehen, und das Hamburger Gesetz vom 22. Oktober 1946, nach dem jeder Einwohner sich einer Röntgenreihenuntersuchung zu unterziehen hat, mit Ausnahme von Kindern unter 2 Jahren und solchen Personen, die in Beobachtung einer Tuberkulosefürsorgestelle stehen (HAGEN).

War es nur natürlich, daß die Heilbehandlung der Tuberkulösen von jenen Organisationen eingeleitet und übernommen wurde, denen überhaupt die Behandlung Erkrankter oblag — von den Organisationen der Sozialversicherung — so war es bzw. wurde es immer mehr und mehr selbstverständlich, daß diese epidemiologische Bekämpfung der Tuberkulose als Volksseuche, die anfangs in der Hand privater Organisationen lag, immer mehr in die Hände der mit der allgemeinen Gesundheitspflege beschäftigten behördlichen Stellen des Staates und der Gemeinden überging.

Tuberkulose-Fürsorgestellen wurden betrieben von	1908	1923
Vereinen	78	487
Städten und Kreisen.	67	1116
Sozialversicherungsinstituten	9	9
Privatpersonen	5	22
	159	1634

Es wurden demnach 1908 42,4%, 1923 56% der Tuberkulosefürsorgestellen von Behörden geführt. 1933 sind uns nur aus Preußen Angaben zugänglich: 679 kommunalen Haupt- und 652 Hilfsfürsorgestellen standen 147 sonstige Haupt- und 105 Hilfsfürsorgestellen gegenüber; demnach waren 81% der Fürsorgestellen kommunale Einrichtungen.

Schon frühzeitig wurde von den verschiedensten Stellen, vom Zentralkomitee zur Bekämpfung der Tuberkulose und von den Behörden auf die Notwendigkeit engsten Zusammenarbeitens aller an der Tbc.-Bekämpfung beteiligten Organisationen und Amtsstellen hingewiesen, so schon in einem Erlaß des Reichskanzlers vom 28. Oktober 1918 über die Zusammenarbeit der Krankenkassen mit den Fürsorgestellen, dann im Preußischen Gesetz zur Bekämpfung der Tuberkulose 1923.

Die Reichsregierung gab am 27. Februar 1929 nach Anhörung aller in Betracht kommenden Stellen (Versicherungsträger, Ärzte usw.) Richtlinien für die Gesundheitsfürsorge der versicherten Bevölkerung heraus, in denen sie die Schaffung von Arbeitsgemeinschaften zwischen den Versicherungsträgern, den Trägern der öffentlichen und privaten Wohlfahrtspflege, den staatlichen und kommunalen Behörden, der Ärzteschaft und anderen beteiligten Stellen empfiehlt. Einer der beiden besonderen Abschnitte beschäftigt sich mit der Tuberkulosebehandlung und -fürsorge und empfiehlt hier in allen Punkten ein enges Zusammenarbeiten der verschiedenen Stellen. Es bestand schon damals eine Reihe von Arbeitsgemeinschaften der Sozialversicherung. Im Jahre 1937 berichtet E. SPRUNGMANN über eine Arbeitsgemeinschaft zur Bekämpfung der Tuberkulose in der Rheinprovinz, der die 5 Regierungspräsidenten, die Fürsorgeverbände, die Versicherungsträger, die Ärzte des Reichs-Tuberkuloseausschusses und das Hauptamt für Volkswohlfahrt der NSDAP. angehörten.

Das Gesetz über die Vereinheitlichung des Gesundheitswesens vom 3. Juli 1934 mit den 3 Durchführungsverordnungen von 1935 schuf durch die Vereinigung des Dienstes des Kreisarztes mit den in vielen Orten bestehenden kommunalen Gesundheitsämtern ein „Gesundheitsamt", dem auch die Tätigkeit der privaten Fürsorge weitgehend unterstand. Zu seinem Aufgabenkreis gehörte die gesamte Bekämpfung der Tuberkulose einschließlich der Tuberkulosefürsorge. Der Amtsarzt wird nach diesem Gesetz der Leiter auch der örtlichen Arbeitsgemeinschaften. Ein späterer Runderlaß (30. April 1942) enthält Vorschriften gegen Verbreitung übertragbarer Erkrankungen durch Schulen, Kinderheime usw., darunter die, daß der angehende Lehrer vor Aufnahme in die Lehrerbildungsanstalt und vor Eintritt in den Schuldienst ein auf Grund einer Röntgenuntersuchung ausgestelltes Zeugnis über Freiheit von Lungentuberkulose vorlegen, und daß jeder Lehrer alle 3 Jahre sich in einem Gesundheitsamt (Tuberkulosefürsorgestelle) mittels Röntgenverfahren auf Tuberkulose untersuchen lassen muß.

Ein Runderlaß des Ministers des Innern vom 8. September 1942 beschäftigt sich vor allem mit der Finanzierung der Bekämpfung der Tuberkulose in der nicht versicherten Bevölkerung bis zu einer Einkommensgrenze von 7200 Reichsmark jährlich (bei Ehepaaren 8400 Reichsmark). Die zu diesem Zweck gegebenen Geldmittel gelten nicht als Armenunterstützung. Da die „Nationalsozialistische Volkswohlfahrt" am 1. April 1943 ihre Tätigkeit einstellen werde, so haben von da an die „Gaufürsorgeverbände" als Träger dieser Tuberkulosenhilfe zu fungieren, die ihre Entscheidungen auf Grund der Meinungsäußerung der Gesundheitsämter zu fällen haben. Eine Verordnung desselben Ministers vom 16. September 1942 teilte u. a. mit, daß die Absicht besteht, zur gegebenen Zeit die gesamten Einrichtungen des Kampfes gegen die Tuberkulose planwirtschaftlich zu regeln.

Ein weiterer Runderlaß des Reichsministers des Innern vom 31. Januar 1944 betonte, daß jedes Gesundheitsamt eine voll leistungsfähige Tuberkulosenfürsorgestelle mit einem spezialistisch geschulten Arzt als Leiter besitzen müsse, ein weiterer Erlaß vom 17. Februar 1944 verfügt, daß trotz des Krieges Tuberkuloseanstalten nicht für andere Zwecke verwendet werden dürfen, daß die Bettenzahl womöglich um 10% vermehrt werden soll.

Mit dem Zusammenbruch und der Zersplitterung des Reiches in vier Besatzungszonen und eine Anzahl von Ländern, hörte das so wünschenswerte einheitliche Vorgehen auf. 1949 wurde das „Deutsche Zentralkomitee zur Bekämpfung der Tuberkulose" als gemeinsame Spitzenorganisation der Bundesrepublik und der deutschen Länder erneuert. In vielen Bundesländern sind entsprechende Landesverbände entstanden.

Der S.M.A., das sowjetische Militäroberkommando, betonte in einem Erlaß vom 3. Oktober 1946 die Notwendigkeit des Wiederaufbaues der Tuberkulosebekämpfung. Der Erlaß ist ungemein ausführlich, behandelt alle Zweige der Tuberkulosebekämpfung, bestimmt einzelne, jährlich zu untersuchende besonders gefährdete oder gefährdende Personengruppen: Ärzte, Lehrer, Personal von Krippen, Tuberkulosespitälern usw., setzt für manche Fälle Zwangsbehandlung fest und ordnet die Bestreitung der Kosten.

Sachsen hat ein ausführliches Gesetz zur Bekämpfung der Tuberkulose am 6. Februar 1947 erlassen; die Kranken selbst sowie die Ärzte sind zur Anzeige verpflichtet, auf Tuberkulose Verdächtige müssen sich auf Anforderung des Gesundheitsamtes in der Fürsorgestelle untersuchen und unter Umständen sich in eine Heilstätte oder eine Krankenanstalt aufnehmen lassen. Im Ministerium für Arbeit und Soziale Fürsorge (Gesundheitswesen) wird eine Landeszentrale für die Bekämpfung der Tuberkulose errichtet, der Bezirks- und Kreisbeauftragte unterstehen. Nach der Ausführungsverordnung vom 8. Februar 1947 muß in jedem Landkreis und jeder Stadt mit mehr als 50000 Einwohnern eine Tuberkulosefürsorgestelle errichtet werden, die dem Leiter des Gesundheitsamtes untersteht. Landkreise und Städte sind verpflichtet, auf je 100000 Einwohner 75 Betten in Tuberkuloseheimen, 40 Betten in Krankenhaus-Tuberkuloseabteilungen bereitzuhalten. Geldbeihilfen an Kranke und deren Angehörige werden von der Sozialversicherungsanstalt Sachsen und für Nichtversicherte durch die Landesregierung ausgezahlt (zitiert nach dem sehr inhaltsreichen Buch von W. HAGEN, Tuberkulose, München 1949, 200 Seiten).

2. England.

Es muß vorausgesendet werden, daß, während in Deutschland seit Jahrhunderten der Einfluß der obersten Staatsstelle ein großer war, die örtlichen Stellen ihr in allem — so auch in der Gesundheitsverwaltung — untergeordnet waren, England seit 1835 ein Land des „Local self government" der weitgehenden Selbständigkeit der lokalen Bezirke war, wobei der Grad der Beeinflussung durch die Staatliche Zentralstelle stark wechselte.

1884 betrugen die Gesamtausgaben aller örtlichen Stellen für Gesundheitspflege 54 Millionen Pfund, wovon 12,4% aus Zuschüssen der staatlichen Zentralstellen stammten, während diese Ausgaben 1932 rund 500 Millionen betrugen, wovon ungefähr die Hälfte auf staatliche Zuschüsse entfiel.

Außer den örtlichen Verwaltungsstellen spielten im Gesundheitswesen private Wohlfahrtsorganisationen eine große Rolle, insbesondere auch durch Gründung und Betrieb von Krankenanstalten.

Schon 1747 soll ein schottischer Arzt für die Behandlung der Tuberkulösen in freier Luft und mit guter Ernährung eingetreten sein; 1840 veröffentlichte G. BODINGTON eine Schrift über die Heilung der Tuberkulose auf natürliche Weise durch reichliche frische Luft; dasselbe empfiehlt H. McCORMER 1855[1].

Das meist als erste englische Tuberkulosenanstalt genannte, von dem Quäker Dr. LETTSON 1791 gegründete Margate Infirmary, das seit 1898 den Namen „Royal Sea Bathing Hospital" führte, war keine Anstalt für Lungenkranke, sondern für Skrophulöse, also ein Seehospiz in deutschem Sinne.

1841 wurde das „Royal Hospital for Diseases of the Chest" gegründet, dem 1851 das „City of London-Hospital for Diseases of the Chest" folgte, doch waren diese Anstalten keineswegs ausschließlich Tuberkulosespitäler. Es wurden alle Kranken mit Erkrankungen der Brustorgane, darunter natürlich u. a. auch Schwertuberkulöse aufgenommen. Die ersten Heilstätten für Tuberkulöse wurden 1900 (Meathop Sanatorium, Westmorland) und 1901 (Stanhope Sanatorium, Durham) eröffnet.

Schon im Jahre 1887 hatte Sir ROBERT PHILIP für Edinburg einen Plan der Tuberkulosebekämpfung ausgearbeitet, in dessen Mittelpunkt das Tuberculosis Dispensary stand. Sein Plan und seine Idee fanden weite Zustimmung und Verbreitung und wurden von vielen Counties nachgeahmt[2]. 1898 wurde die „National Association for the Prevention of Consumption and other forms of Tuberculosis" (Nationale Vereinigung zur Verhütung der Schwindsucht und anderer Formen der Tuberkulose) gegründet.

---

[1] Es ist nahezu regelmäßig zu beobachten, daß für jede Sache fast jedes Land einen eingeborenen Erfinder hat, der dort als der erste Erfinder überhaupt angesehen wird.

[2] Es sei hier bemerkt, daß die untersten Verwaltungseinheiten die „Civil parishes" sind. Sie sind zusammengefaßt in: Rural districts, Urban districts, Non County boroughs. Die höheren Einheiten sind die Counties und die County Boroughs. Die Counties umfassen Landbezirke, kleinere Städte und Vorortgebiete der Großstädte, kurz das, was übrigblieb, nachdem im Laufe der Industrialisierung die größeren Städte aus den Counties unter dem Namen „county borough" herausgenommen worden waren.

Manchester und das County von Brighton forderten schon 1899 die Ärzte zur freiwilligen Anzeige von Tuberkulosefällen auf, andere Städte folgten.

1909 wurde durch die Public Health (Tuberculosis) Regulation die Anzeigepflicht für alle von Armenärzten behandelten Lungentuberkulosefälle angeordnet, 1911 auf alle Fälle in der Privatpraxis ausgedehnt, 1913 auch auf die Fälle von Tuberkulose anderer Organe. Die Durchführung der Anzeigepflicht scheint sich auch in England nur sehr langsam durchgesetzt zu haben. Im County von Lancashire, das 5 sehr gut eingerichtete Dispensaries besitzt, waren 1919 noch 10,2% der Lungentuberkulosefälle der Behörde erst beim Tode bekannt geworden, 1934 allerdings nur 2,67%; es waren von den angezeigten Fällen 91% schon früher vom Tuberkuloseamtsarzt untersucht worden.

Der Parlamentsakt vom Jahre 1911 legte den county councils und county borough councils die Verpflichtung auf, Vorkehrungen für Verhütung und Behandlung der Tuberkulose zu treffen und zwar in einer Weise, die der Regierung genügend erscheint.

1911 hatten die Gesundheitsbehörden für 1400 Betten für Lungenkranke vorgesorgt, dazu kamen 2800 Betten, bereitgestellt durch private Organisationen und schließlich auch 9000 Betten nach dem poor law (Armengesetz), insgesamt 13 000 Betten.

Der National Insurance Act 1911 schloß die Beistellung von Sanatoriumspflege für Lungenkranke in den Aufgabenkreis der Versicherung ein, doch wurde diese Aufgabe schon 1921 den county councils übertragen.

1912 wurden von der Regierung Grundlinien über die Bekämpfung der Tuberkulose veröffentlicht. Die Organisation sollte von den counties und county boroughs aufgebaut werden, in ihrem Mittelpunkt das dispensary stehen, ausgestattet mit allen Behelfen zur Diagnosestellung, zur Entdeckung frischer Fälle, zur Durchführung bestimmter Behandlungsformen. Sie sollte mit den praktischen Ärzten zusammen arbeiten, für Aufklärung der Bevölkerung sorgen und für die aus den Sanatorien Entlassenen. Sanatorien und Spitäler für Schwertuberkulöse sollten gebaut werden. Für alle diese Einrichtungen wurde eine staatliche Subvention in der Höhe von 50% der Errichtungs- und Erhaltungskosten in Aussicht gestellt und außerdem insgesamt ein Kapital von 1,5 Millionen Pfund für diese Zwecke gegeben.

Erwähnt sei die Tuberculosis Order 1916 („Domiciliary Treatment in England" Order 1916) (Verordnung über die „häusliche Behandlung der Tuberkulose in England"). Sie enthält Anweisungen für den praktischen Arzt. Er solle den Kranken über Ansteckungsmöglichkeit belehren und solle dreimonatlich dem Tuberkulosegesundheitsbeamten, der als Consiliarius zu fungieren hat, über den klinischen Befund berichten. Diese

Verordnung scheint aber, wie man aus den Äußerungen von WILLIAMS und JAMESON (A century of public Health in Britain, London 1932) schließen kann, meist auf dem Papier geblieben zu sein.

Der Public Health (Tuberculosis) Act 1921 macht den counties und county boroughs die Organisation der Bekämpfung der Tuberkulose sowohl für Versicherte als Unversicherte in einem solchen Umfang zur Pflicht, als es der zentralen Gesundheitsbehörde gut erscheint. Die Dispensaries sollen unter Leitung von Tuberkuloseärzten stehen. 1936 bestanden — abgesehen von den an Universitätskliniken befindlichen — 471 anerkannte Dispensaries. 1944 sind von den Dispensaries 46872 neue Fälle erfaßt worden. Daneben bestehen sogenannte „Institutional Units", umschließend: Sanatorien für Kranke, die Aussicht auf Genesung bieten, Krankenhäuser zur Beobachtung zweifelhafter Fälle und Anstalten für Isolierung und Behandlung Schwerkranker.

1938 waren in England und Wales 30792 Betten für Tuberkulöse vorhanden; manche Anstalten wurden durch den Krieg zerstört, doch gab es 1945 bereits 29327 Betten für Tuberkulöse (1,3 auf jeden Todesfall), davon über zwei Drittel in Anstalten der Ortsbehörden. Die Warteliste umfaßte 4628 Personen gegenüber 1300 im Durchschnitt der Jahre 1934—1938. Bemerkenswert ist, daß die Anstaltsbehandlung der Tuberkulose für die Kranken meist kostenlos ist, nur wenige Behörden versuchen die Kosten von den Patienten hereinzubringen. Der Local Government Act 1929 verfügte ausdrücklich, daß von Infektionskranken die Kosten der Krankenhausbehandlung nicht hereingebracht werden sollen.

Etwas Eigenartiges sind die 3 Village settlements, deren erstes Papworth war. Es sind dörfliche Niederlassungen im Zusammenhang mit von freien Vereinigungen erhaltenen Sanatorien, in denen Heilstättenentlassene mit ihren Familien wohnen, und in gut eingerichteten Werkstätten unter Trade-Union-Bedingungen arbeiten.

Die Unterstützung der Familien während des Sanatoriumaufenthaltes des Ernährers und die Fürsorge für Heilstättenentlassene liegt zu einem gewissen Teil in den Händen von Komitees, von denen 1938 rund 100 mit andern freiwilligen Organisationen in der „National Association for the prevention of tuberculosis" zusammenarbeiteten. Außerdem bestehen noch 2 andere große Tuberkulosevereinigungen.

In Wales führt eine freiwillige Vereinigung, die „King Eduard VII. Welsh National Memorial Association" einen Teil der Arbeit für die Lokalbehörden durch. Sie verfügt in den verschiedenen Teilen des Landes über 1818 Betten für Tuberkulöse, teils in Sanatorien, teils in Krankenhäusern.

Mit Versuchen mit der Miniaturphotographie war Ende der dreißiger Jahre begonnen worden. Auf Empfehlung des Committee on Tuberculosis

in War Time des Medical Research Council teilte der Minister of Health
den Lokalbehörden mit — Erlaß vom Dezember 1942 —, daß er
ihnen mobile Einrichtungen zur Aufnahme von Miniaturröntgenbildern
zur Verfügung stelle. Jetzt sind 13 solche in Gebrauch. In einer späteren
Veröffentlichung des Council (Spec. Serie Nr. 251) wird über „Mass
miniature radiography of civilians for detection of pulmonary Tuberculosis", H. M. Stat. Off. 1945 berichtet.

Folgendes sei aus dem Bericht hervorgehoben: durch Vergleich von
35-mm²-Aufnahmen mit 35,5 × 43,0-cm-Filmen hat sich die Genauigkeit
der ersteren ergeben. Das Vorgehen bei den Aufnahmen, für deren Durchführung und Auswertung 8 Personen als permanente Gruppe notwendig
sind, wird genau beschrieben. Es waren von Februar bis Dezember 1943
23042 Personen untersucht worden. 1000 Untersuchungen wöchentlich
sind der Durchschnitt, aber auch bis 2000 Aufnahmen können durchgeführt werden. 5—10% der Aufnahmen verlangen zur Klarstellung
Aufnahmen mit dem Großfilm, bei großer Erfahrung nur 3—5%.
Unter 4720 Arbeiterinnen einer Fabrik wurden 15 (0,3%) als der Behandlung bedürftige Tuberkulöse festgestellt, 51 (1,1%) als weiterer
Beobachtung bedürftig; unter rund 10000 Büroarbeitern waren es
0,4%, bzw. 0,9%.

Was die englische Tuberkulosebekämpfung auszeichnet, ist die im
Verhältnis zur Zahl der Bevölkerung große Zahl der Betten für Tuberkulöse, die seit jeher unentgeltliche Verpflegung ansteckender Tuberkulöser und meist der Tuberkulösen überhaupt in Anstalten, das Fehlen
einer Grenze für die Behandlungsdauer, wie dies anfangs bei den auf
Kosten der Invalidenversicherung Verpflegten in Deutschland meist
der Fall war. Es sei auch darauf hingewiesen, daß schon lange vor
dem National Health Service Act 1946 der weitaus größte Teil der Tuberkulosebekämpfung und Heilung in der Hand öffentlicher Stellen lag,
unmittelbar verwaltet von örtlichen Gemeinschaften, Bezirken, aber
reichlich, ungefähr zur Hälfte, finanziert vom Schatzamt aus allgemeinen Steuergeldern. Nun ist durch den National Health Service Act
eine weitgehende Vereinheitlichung der Tuberkulosebekämpfung herbeigeführt worden.

3. U.S.A.

Das älteste Tuberkulosekrankenhaus wurde 1857 geschaffen, das
Channing Home, ihm folgte der „Good Samaritan" 1861, beide in
Boston. 1884 eröffnete Dr. E. L. TRUDEAU eine kleine Anstalt: „Saranac
Lake" zur Behandlung geeigneter Fälle von Lungenkrankheiten und
für Kranke mit beschränkten Mitteln. Sie zählt heute etwas über 200
Betten und ist mit einer Forschungsanstalt für Tuberkulöse (bis zu
seinem Tode 1947 war L. U. GARDNER deren Leiter) und einer Unter-

richtsanstalt für Ärzte verbunden. 1942 bestanden in den U.S.A. 699 Anstalten für Tuberkulöse mit 97726 Betten. Das sind nicht „Lungenheilstätten" im ursprünglichen Sinne des Wortes, sondern Anstalten, in die auch Schwersttuberkulöse aufgenommen werden. „Die Sorge für Unheilbare bis zu ihrem Tode und die Behandlung der andern bis sie nicht infektiös sind und gelernt haben, entsprechend ihren physischen Fähigkeiten zu leben, das ist die wahre Aufgabe eines Sanatoriums" (H. D. CHADWICK und A. S. POPE, „The modern attack on tuberculosis", New York 1946). Im Gesamtdurchschnitt der U.S.A. kommen 1,7 Tuberkulosebetten auf jeden jährlichen Tuberkulosetodesfall. Für wünschenswert hält man 2 Betten für jeden Todesfall. Diese Zahl haben 19 Staaten erreicht.

Da die Patienten sehr häufig sehr lange in der Anstalt verbleiben, so können sie die Kosten nicht selbst tragen. Einige Staaten zahlen die Kosten, so Illinois, bereits seit über 30 Jahren. Manche Sanatorien erheben ein oder zwei Dollar pro Tag — vor allem, „um das Selbstbewußtsein der Patienten zu heben".

Eine Erhebung in 75 Sanatorien in 15 Staaten ergab 1938:

Stadium bei der Aufnahme		Noch am Leben nach 5 Jahren
Minimal	14%	75%
Mäßig vorgeschritten	38%	60%
Weiter vorgeschritten	48%	33%

Diese Zahlen zeigen — wie bereits gesagt — daß die amerikanischen Sanatorien nicht „Heilstätten", sondern Anstalten für Tuberkulöse aller Stadien sind.

Über die Zahl der Fürsorgestellen (Dispensaries) Angaben zu machen, ist nicht möglich, aber einen gewissen Anhaltspunkt gibt wohl die von S. M. GUNN und PH. S. PLATT (Voluntary health agencies, New York 1945) angegebene Zahl der freiwilligen „agencies" gegen Tuberkulose: Neben einer ganz U.S.A. umfassenden „National Tuberculosis Association" existieren 57 solche Stellen für ganze Staaten oder große Gebiete und schließlich 3973 solche Organisationen in Städten oder Bezirken. Dabei sind viele kleine Vereine und solche, die ohne Zusammenhang mit den großen Organisationen stehen, nicht mitgezählt.

Die genannte „National Tuberculosis Association" hat 1947 als Führer für Tbc.-Vereine eine Broschüre herausgegeben „Schaffung eines Gemeinschaftsprogramms für Tuberkulosekontrolle". Sie legt ein geradezu ideales Programm für Tbc.-Bekämpfung dar. Die lokalen Tuberkulosevereine oder deren Fürsorgestellen sollen mit allen irgend für Untersuchung und Hilfeleistung in Betracht kommenden andern Stellen in Verbindung stehen. Sie müssen alles über das Vorkommen der Tuber-

kulose in den ihnen zugehörigen Bezirken wissen: Statistik der Todesfälle und Erkrankungen, der in Krankenhäusern Verpflegten, der für
Aufnahme Vorgemerkten; sie müssen die Leistungsfähigkeit der Krankenanstalten kennen und sie müssen alle diese Kenntnisse benutzen für
„case finding", um Kranke oder Bedrohte ausfindig zu machen, um
diese dann der Untersuchung und Behandlung zuzuführen und die weiteren Schritte zu ihrem Schutze und dem ihrer Angehörigen zu unternehmen. — Wieviele der Tuberkulosefürsorgestellen dies vollkommene
Idealprogramm durchführen, läßt sich natürlich — in U.S.A. wie in
anderen Ländern — nicht ermitteln.

Es sei hier darauf hingewiesen, daß dieser Verein, ebenso wie sein
New Yorker Zweig und ebenso wie alle derartigen Vereine und öffentlichen
Stellen, eine große Menge belehrender Broschüren, Merkblätter, Plakate
herausbringt, die alle meist sehr gut ausgestattet sind und in großen
Mengen verteilt werden. Man sieht darin einen Teil der „Erziehung"
der Bevölkerung, der man großen Wert beimißt.

Was das Eingreifen staatlicher Behörden überhaupt betrifft, so hat
bereits 1893 Michigan die Anzeigepflicht angeordnet; 1895 erließen Maine
und Massachusets Tuberkulosegesetze — ersteres ordnete die Anzeigepflicht an, letzteres gab 150000 Dollar für ein Staatskrankenhaus für
Tuberkulöse. Der Staat New York führte 1897 die Anzeigepflicht für
Lungentuberkulose ein, erweiterte sie 1907 auf alle Formen der Tuberkulose. Derselbe Staat gab 1899 Städten mit über 250000 Einwohnern
das Recht, Tuberkulosesanatorien zu erhalten. 1935 hatten 19 Staaten
ausgearbeitete Pläne zur Bekämpfung der Tuberkulose, 1940 32 Staaten,
1946 45 Staaten. 1948 waren die Ausgaben der Staaten für Tuberkulosebekämpfung 29% höher als 1946, 1948 hatten 45 Staaten angestellte
Tuberkuloseärzte.

Sehr bedeutungsvoll ist es, daß im Juli 1944 innerhalb des U.S.
Public Health Service eine Division of Tuberculosis Control geschaffen
wurde und daß das Public Law 410 ihr das Recht gab, Staaten und
Bezirken Geld für Tuberkulosekontrolle, für Aufsuchung von Fällen und
Xray-Untersuchungen zu geben, jedoch nicht für Behandlung Tuberkulöser. Es scheint von der U.S. Tuberkulose-Division sehr viel für
bessere Einrichtung der Fürsorgestellen, insbesondere deren Ausstattung
mit Röntgenapparaten getan worden zu sein.

1947 wurde aus 45 Staaten das Vorhandensein von insgesamt 839
Fürsorgestellen berichtet. Im Jahre 1946 waren insgesamt rund 400000
bakteriologische Untersuchungen gemacht worden (zitiert nach F. J.
WEBER und R. T. ANDERSON, American Journal of Public Health 38,
512, 1948). In 43 Staaten haben die Behörden gesetzlich das Recht,
ansteckende Tuberkulöse zu isolieren und in insgesamt 83 Fällen war
davon Gebrauch gemacht worden.

1948 hatten 46 Staaten insgesamt 267 transportable Einrichtungen für Röntgenuntersuchungen. Das sind große Automobile, die außer den Räumen für den Xray-Apparat und für die Entwicklung von Röntgenbildern, Räume für das Personal enthalten. 39 Staaten besaßen 314 stabile Xray-Einrichtungen. Mehr als eine Million Xray-Filme sind im Jahre 1948 gemacht worden, meist in großstädtischen Gebieten und zum Teil mit vom Public Health Service geliehenen Einrichtungen.

In U.S.A. werden seit dem ersten Kriegsjahre in großem Umfange Massenröntgenuntersuchungen mit Mikrofilm gemacht. Der Public Health Service untersuchte so unter Leitung von H. E. HILLEBOES in den ersten 1½ Kriegsjahren 500000 Arbeiter der Kriegsindustrie. Davon hatten 1% deutliche Tuberkulose, wovon 62% nur minimale, 31% mäßige, 7% weiter vorgeschrittene Veränderungen zeigten. Das größte Werk mit Mikrofilmaufnahmen wurde bei der Aushebung für den zweiten Weltkrieg durchgeführt, da jeder Mann so untersucht wurde. Man schätzt, daß so 20% der erwachsenen Bevölkerung untersucht worden sind; im Gesamtdurchschnitt wurden 1,15% Tuberkulose gefunden wobei die Zahl in den einzelnen Gebieten zwischen 0,72—1,68% schwankte.

Bei den Untersuchungen verwendete die Armee 101,6:127 mm, die U.S. Navy 35:70 mm Filme; jetzt ist diese letztere Größe für militärische Zwecke allgemein empfohlen. Die National Tuberculosis Association machte vom März 1946 bis März 1947 in Erie County, einem Bezirk des Staates New York, der die Stadt Buffalo umschließt und die höchste Tuberkulosesterblichkeit des Staates aufweist (1926/28 78, 1946 46,8 Tuberkulosetodesfälle auf 10000 Einwohner), 81253 Mikrofilmaufnahmen, durchschnittlich monatlich 6000. Insgesamt wurden 9,3% der Bevölkerung, 11,1% der über 15 Jahre alten, untersucht. Bei 2,4% der Untersuchten wurde die Diagnose: Tuberkulose gestellt, 12,1% erschienen verdächtig. Außerdem liegen große Untersuchungen aus Minneapolis, Minnesota, Washington, D. C. und anderen Orten vor.

Um die Verhältnisse einer Stadt mit gut ausgebauter Tuberkulosefürsorge zu schildern, sei kurz auf *New York City* (jetzt rund 8 Millionen Einwohner) eingegangen. Hier hatte als erster in U.S.A. H. M. BIGGS 1889 einen Bericht an den Gesundheitskommissar der Stadt erstattet (nach C. E. A. WINSLOW, American Revue of Tuberculosis, 20. Juli 1929), in dem er Überwachung der Rindertuberkulose und Maßregeln gegen Verbreitung der menschlichen Tuberkulose, Spuckverbot und Raumdesinfektion verlangte. 1894 wurde dieses Programm angenommen, Anzeige von tuberkulösen Fällen den Krankenanstalten als Pflicht auferlegt, den Ärzten Anzeigeerstattung empfohlen. 1903 wurde die erste Tuberkulosefürsorgeschwester angestellt, 1904 das erste städtische Tuberkuloseambulatorium eingerichtet.

1933 wurde ein Health Center errichtet, 1937 bestanden 20 solche Center, von denen 5 mit Universitätskliniken verknüpft waren. Insgesamt gab es 66 Tuberkuloseambulatorien, von denen 35 durch das Städtische Gesundheitsamt geführt wurden. Sie hatten 1931 68285 Besucher, darunter 20598 neue, 1937 133417 Besucher, darunter 29859 neue Besucher. 1660 Thoraxfüllungen waren ambulatorisch durchgeführt worden. 1933—1937 waren insgesamt 99388 Röntgenbilder meist auf Celluloidfilm (nur 15% auf Papierfilmen) gemacht worden. Der Bericht des Gesundheitskommissars der Stadt besagt 1940, daß der neue Sanitary Code den behandelnden Ärzten neue Verpflichtungen auferlegte: Röntgenbilderanfertigung bei allen Erwachsenen, Tuberkulosetest bei allen Kindern, die einer Kontaktinfektion ausgesetzt sind. Bei Durchführung dieser Vorschriften hilft der Gesundheitsdienst den praktischen Ärzten durch seine Ambulatorien. Es wurden 1940 108294 Röntgenfilme gemacht, außerdem bei Massenuntersuchungen 105000 Mikrofilme. Die Massen-Xray-Untersuchungen waren mit Hilfe der unterstützten Arbeitslosen (d. h. staatlich unterstützte Arbeitslose, die zu verschiedenen Arbeiten zugeteilt wurden) durchgeführt; insgesamt waren bis Ende 1940 325141 solcher Mikroaufnahmen gemacht worden.

Das Bureau of Tuberculosis der Stadt New York hatte am 1. November 1948 18339 Fälle in seiner Beobachtung. Es führt 20 Bezirksstellen, die in den ersten 11 Monaten des Jahres 1948 5055 Sprechstunden, jede von dreistündiger Dauer, abhielten. Die Fürsorgerinnen widmeten 122236 Stunden der Tuberkulosearbeit in den Ambulatorien und bei Hausbesuchen. Die Laboratorien machten 77008 Sputumuntersuchungen. Neben dem diagnostischen Dienst der Untersuchung von Personen, die krank zu sein glauben und der weiteren Beobachtung von Personen, die der Infektion ausgesetzt sind, besteht ein konsultativer Dienst. Ärzte senden ihre Kranken zu den Ambulatorien und erhalten von diesen dann die Befunde (Röntgenbefunde, Sputumbefunde, Tuberculintest). Eines dieser Zentren gibt den Patienten ambulatorisch Pneumothoraxnachfüllung. Rund 100 solche Nachfüllungen werden monatlich durchgeführt.

Hervorgehoben sei noch, daß diese Tbc.-Fürsorgestellen meist nicht für sich allein stehen, sondern Teile der Health-Centers (Gesundheitsstellen) des betreffenden Bezirkes, seltener einem Krankenhaus angeschlossen sind.

b) Calmette-Impfung.

Im Jahre 1908 hatten CALMETTE und sein Schüler GUERIN begonnen, Rinder-Tuberkelbacillen von normaler Virulenz durch dauernd wiederholte Fortzüchtung auf einem bestimmten Nährboden avirulent zu machen. Nach 13 Jahren und 230 Überimpfungen hatten die Bacillen die Fähigkeit, fortschreitende oder käsige Veränderungen zu erzeugen, verloren. 1921 wurde sie zu preventiver Behandlung Neugeborener durch Verabreichung per os verwendet, später in subcutaner oder intracutaner Impfung. Seitdem sind nach den auf dem ersten B. C. G. (Bacillus CALMETTE-GUERIN)-Kongreß in Paris (18.—23. Juli 1948) gemachten Angaben in rund 25 Jahren 10 Millionen B. C. G.-Impfungen (richtiger Anwendungen) mit dem aus dem Pariser Pasteur-Institut stammenden Impfstoffen gemacht worden. In verschiedenen Staaten zeigte sich sowohl die allgemeine als auch die Tbc.-Sterblichkeit bei Geimpften geringer als bei Kontrollgruppen. Die amerikanischen Sachverständigen verhielten sich (43. Jahresversammlung der Nat. Tbc. Association 1947) etwas zurückhaltend, meinen aber, daß diesen Impfungen ein Platz in der Tbc.-Bekämpfung zukomme, daß sie besonders bei Gefährdeten: Medizinern und Pflegerinnen anzuwenden seien. Das englische Gesundheitsministerium verlangte (1947) in Übereinstimmung mit dem Medical Research Council weitere Erprobung. Es empfahl (1949) nur beschränkte Anwendung, und zwar: Anwendung bei Medizinstudenten und Pflegerinnen, soweit diese geimpft zu werden wünschen; dann Anwendung durch Lungenspezialisten, die das Mittel an geeignet erscheinenden Fällen und auf ihre Verantwortung gebrauchen wollen. Für England wird das Impfmaterial aus dem Seruminstitut in Kopenhagen bezogen und soll es möglichst bald, nachdem es das Laboratorium verlassen hat, verbraucht werden.

In den nordischen Ländern wird B. C. G. in großem Maßstabe angewendet, insbesondere auch in Dänemark.

c) Tuberkulose-Sterblichkeit und -Verlauf.

Vorausgesandt sei, daß ich im folgenden nur über Tuberkulosesterblichkeit und so klare, objektive Symptome wie Tuberkulinreaktion positiv zahlenmäßige Angaben bringen werde. Alle Angaben über Erkrankungshäufigkeit, Krankenmeldungen in Krankenkassen oder Fürsorgestellen scheinen mir deshalb unzuverlässig, weil die dafür die Grundlage liefernden Handlungen des einzelnen (Meldung an irgendeiner Stelle) weitestgehend vom Willen des einzelnen abhängen, der nicht nur durch ein tatsächliches Krankheitsgefühl oder -bewußtsein, sondern auch durch eine Anzahl anderer Umstände: wirtschaftliche Lage, Ernährungslage, Höhe der Entschädigung im Krankheitsfall, Lohnverlust, weitgehend beeinflußt wird.

Es sei hier zunächst darauf hingewiesen, daß die Tuberkulosesterblichkeit in früheren Jahrhunderten geringer war, daß sie in den industrialisierten europäischen Ländern und in den europäischen Städten ihren Höhepunkt anscheinend Ende des 18., anfangs des 19. Jahrhunderts erreichte, wobei der Beginn des Ansteigens, die Erreichung des Höhepunktes in den einzelnen Ländern zu verschiedenen Zeiten eintrat, abhängig von dem Zeitpunkt des Einsetzens industrieller Entwicklung und verstärkter Städtebildung. In den siebziger Jahren des vergangenen Jahrhunderts, zur Zeit, da in den meisten europäischen Ländern genauere statistische Erfassungen beginnen, befand sich die Tuberkulosesterblichkeit in allen diesen westeuropäischen Gebieten (nicht aber in den Gebieten Osteuropas!) in der absteigenden Linie und ist seitdem ständig gesunken (vgl. TELEKY, „Sterblichkeit an Tuberkulose in Österreich 1873—1904", Statistische Monatsschrift 1906; TELEKY, „Statistik der Tuberkulose" im Handbuch der Sozialen Hygiene und Gesundheitsfürsorge, III. Bd. 1926 und in LOEWENSTEINS Handbuch der gesamten Tbc.-Therapie, 1928). Was aber für die letzten Jahrzehnte charakteristisch ist, ist der rasche Abfall der Tbc.-Sterblichkeit, unterbrochen nur durch die Weltkriege in den durch sie am meisten betroffenen Ländern.

Tbc.-Sterblichkeit (alle Formen) auf 10 000 Lebende.

	England	Deutschland			U.S.A.	New York
1851—1860	34,78					1917
1891—1895	21,2	23,7	1900		19,44*	18,8
1906—1910	15,7	17,4	1910		16,47	
1931—1935	7,66	7,7	1930		6,78	7,3
1944	6,57	6,6	1944		4,21	4,6

* In U.S.A. beginnen Ausweise über die jährliche Sterblichkeit in einzelnen Staaten im Jahre 1900; sie erstrecken sich allmählich auf mehrere Staaten und seit 1933 werden alle Staaten erfaßt. Die Statistik der Geburten beginnt 1915 und erfaßt von 1933 an alle Staaten.

Der enge Zusammenhang zwischen Stadtleben und Tbc.-Sterblichkeit ist schon oben bei dem Hinweis auf die Industrialisierung und Verstädterung betont worden.

Die folgende Tabelle zeigt uns, um wieviel in den achtziger Jahren des vorigen Jahrhunderts die Tbc.-Sterblichkeit der Städte die des Landes überragte und auch, wie sich die Verhältnisse änderten.

Es betrug die Tuberkulosesterblichkeit auf 10 000 in Preußen:

	Unter den Männern		Unter den Frauen	
	in den Städten	auf dem Lande	in den Städten	auf dem Lande
1880—1881	40,26	30,35	30,70	26,92
1905—1906	22,76	15,89	18,42	16,05

Sehen wir schon um die Jahrhundertwende den Unterschied zwischen der Tuberkulosesterblichkeit von Stadt und Land sehr verringert, so tritt eine Angleichung im Laufe der folgenden Jahrzehnte noch stärker

hervor, ja, in einzelnen Ländern hat sich das Verhältnis zwischen Stadt
und Land umgekehrt.

Tbc-Sterblichkeit auf 10000		Städte	Land
Schweiz	1901	312	251
	1936	92	96
Niederlande	1901	188	167
	1936	48	59

Wieweit daran die Verbesserung in den Städten, wieweit die Industrialisierung des Landes schuld ist, kann hier nicht erörtert werden;
es ist aber sehr wahrscheinlich, daß der Verbesserung in den Städten
der Hauptanteil zuzuschreiben ist.

Daß die Tuberkulose eng mit der sozialen Lage im weitesten Sinne
verknüpft ist, daß sie eine Krankheit der Armen, ist eine seit jeher fest-
stehende Tatsache, die in sehr zahlreichen älteren Untersuchungen aus
verschiedenen Ländern bewiesen wurde und auch durch eine neueste
amerikanische Tabelle wieder gezeigt wird:

In Buffalo, Staat New York, wurde die Tuberkulosesterblichkeit der
Jahre 1939—1941 in verschiedenen, nach Wohlhabenheit abgestuften
Bezirken untersucht (M. TERRIS, American Journal of Public Health 38,
1061, 1948). Dabei ist mit einem gewissen Ausgleich der verschiedenen
Altersbesetzung die Sterblichkeit auf 100000 berechnet worden:

Wohlhabenheitsstufen	I.	II.	III.	IV.
Männer	30,3	45,4	64,9	93,8
Frauen	22,6	29,2	32,7	45,8

Die so viel höhere Tuberkulosesterblichkeit der Männer und die bei
ihnen so viel größeren Unterschiede zwischen den Klassen weisen wohl
auf die die Männer treffenden Berufsschädlichkeiten, vor allem Über-
anstrengung, hin.

Ähnliches zeigen die letzterhältlichen offiziellen an sich viel höheren
Zahlen von *England und Wales*: Sterblichkeit der Männer an Tuberkulose
aller Art (auf 100000 berechnet) 1930/32:

I. Klasse (höhere und mittlere Berufe)   96,5

III. Klasse (gelernte Arbeiter) 150,0

V. Klasse (ungelernte Arbeiter) 180,0

Alle diese Daten ebenso wie viele andere Untersuchungen zeigen uns
die überwiegende Bedeutung wirtschaftlicher und sozialer Verhältnisse
für die Tuberkulosesterblichkeit, und andere wieder, daß mit der Besserung der wirtschaftlichen Lage der unteren Klassen auch deren Tuberkulosesterblichkeit sank.

Auffallend ist, daß auch die Alterskurve der Tuberkulosesterblichkeit sich geändert hat. Während in den Städten Preußens die Tuberkulosesterblichkeit in den Jahren 1881/85 beim männlichen Geschlecht vom

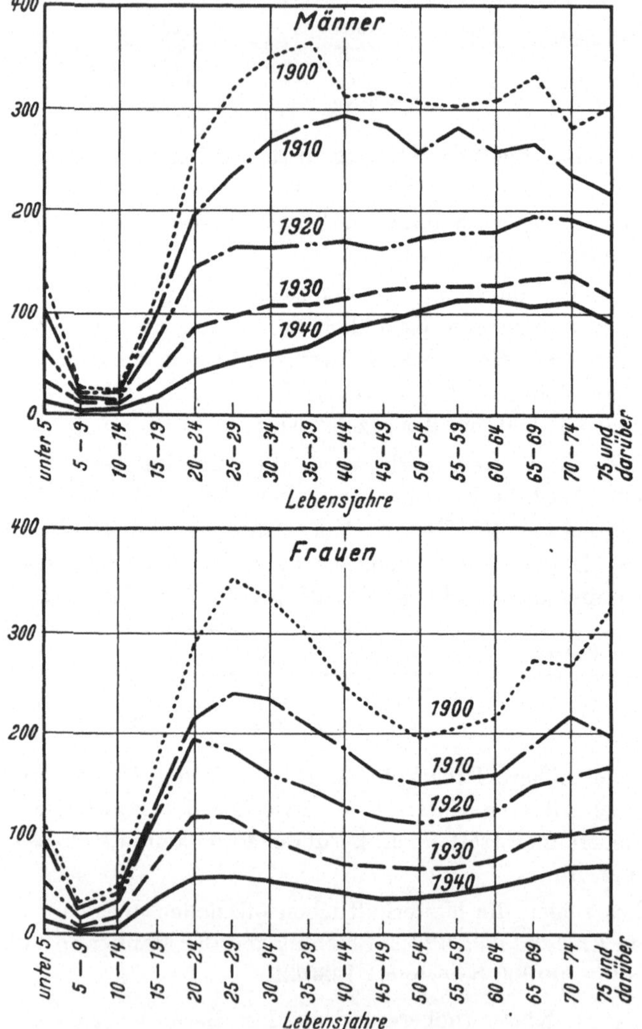

Abb. 1. Sterblichkeit an Tuberkulose auf 100 000 der Bevölkerung nach Alter und Geschlecht im Volkszählungsgebiet der Vereinigten Staaten von Amerika, 1900, 1910, 1920, 1930 u. 1940. (Entnommen dem Buche von CHADWICK u. POPE: The modern Attack on Tuberculosis, New York 1946.)

15.—70. Lebensjahr steil anstieg, die des weiblichen nach einem steilen Anstieg vom 15.—30. Jahre dann bis zum 50. auf annähernd gleicher Höhe blieb, um dann bis zum 70. Lebensjahr steil anzusteigen, war schon 1905/6 der Kurvenverlauf ein ganz anderer: bei den Männern ein viel geringerer Anstieg bis zum 60. Lebensjahr, bei den Frauen nur ein Anstieg bis zum 30. Lebensjahr und von da an ein annäherndes Gleichbleiben mit nur geringen Schwankungen.

Sehr deutlich zeigt die Änderung in den Alterskurven der Tuberkulosesterblichkeit die umstehende Tafel aus der Statistik der U.S.A. Der in früheren Jahren jähe Anstieg vom 10.—14., bis zum 35.—39. Lebensjahr bei Männern, bis zum 25.—29. Jahre bei Frauen ist jetzt verschwunden; beim männlichen Geschlecht ist jetzt der Anstieg bis zum 60.—64. Jahr ein nahezu gleichmäßiges Fortschreiten, beim weiblichen sehen wir einen leichten Gipfel vom 20.—24. Jahr, dann ein leichtes Absinken und dann ein Gleichbleiben und erst nach dem 50. Lebensjahr ein leichtes Ansteigen.

Vielleicht, daß dieser Wegfall des Jugendgipfels bedingt oder mindestens mitbedingt ist durch den größeren Schutz, dessen sich die Jugendlichen heute — durch Ausdehnung der Schulpflicht, durch den erhöhten Schutz für Arbeiter in den Fabriken — erfreuen.

Es sei hier auf einen Umstand hingewiesen: während in allen Altersklassen in den Jahrzehnten vor dem ersten Weltkrieg die Tuberkulosesterblichkeit gesunken ist, ist die der 15—20jährigen Mädchen während dieser Jahrzehnte in Berlin etwas gestiegen. TELEKY wollte darin (1926) die Wirkung der immer stärker werdenden Heranziehung junger Mädchen zur Berufsarbeit bzw. der Vorbildung zur Berufsarbeit sehen. Nun hat REDEKER (zitiert nach HAGEN, Die Tuberkulose) darauf hingewiesen, daß von 1933 ab die Jugendlichen unter dem Druck des ihnen von der Hitler-Jugend aufgezwungenen Lebens das Absinken der Tuberkulosesterblichkeit nicht mehr mitmachten. Wie HAGEN ausführt, liegt (1945/47) der Höhepunkt der Tuberkulose-Sterblichkeit der Männer in Bayern, der früher um das 50. Lebensjahr gelegen war, nun in der Altersgruppe zwischen 20—25 Jahren und ist um das Fünffache höher als 1939; eine Folge der Belastung durch den Krieg und insbesondere die Kriegsgefangenschaft.

Sehr auffallend ist auch die Veränderung im Verhalten gegenüber der PIRQUET-Reaktion: die Häufigkeit positiver Reaktion ist in ein viel späteres Alter verschoben.

Am Anfang dieses Jahrhunderts zeigten mehr als 9 Zehntel der 14jährigen in Städten positive Reaktion.

	Hamburger - Wien			Calmette - Litte
Im 5.— 6. Lebensjahr .	51%	5.—10. Lebensjahr . .		92,2%
11.—14. ,, .	94%	10.—15. ,, . .		91,8%

Geringer war die Häufigkeit positiver Reaktion in kleinen Städten und auf dem Lande. In manchen Landbezirken war die Zahl der zwischen dem 13.—15. Lebensjahr bereits positiv reagierenden Fälle 36,4—44,3%

stieg aber in andern auf 75%. Diese Zahlen gingen später in Deutschland recht stark zurück.

So berichtet PERETTI aus ländlichen, halb industrialisierten Gebieten:

Von Schulanfängern waren positiv: 1925. . . . 30,1%

1936. . . . 15,1%

Von Schulentlassenen waren positiv: 1927. . . . 54,3%

1937. . . . 34,6%

GERBERDING kam 1940 zu dem Schlusse, daß im Pubertätsalter in Deutschland nur 50% infiziert sind, erst im Alter von 30 Jahren praktisch gesprochen alle. REDEKER gibt — gestützt auf die Angaben der Schulärzte — an, daß nach dem ersten Weltkrieg 70% der 14jährigen der klein- bis großstädtischen Bevölkerung positiv reagierten, daß seitdem (1937) die Zahl auf 30—40% gesunken ist. Die Tuberkulose Erwachsener sei aber dabei nicht bösartiger geworden.

Läßt sich der Umstand, daß die Tuberkuloseinfektion im allgemeinen jetzt später erfolgt als früher, wohl dadurch erklären, daß die Zahl der infektiös Kranken — wie die sinkende Tuberkulosesterblichkeit zeigt — geringer geworden ist und daß die Maßnahmen zur Verhütung von Infektionen, wie Isolierung Schwerkranker, größere Vorsicht im Umgang mit ihnen, in derselben Richtung gewirkt haben, so ist die auch von anderen (SCHEELE-Oslo) bestätigte Anschauung REDECKERS, daß die Tuberkulose Erwachsener nicht bösartig geworden sei, auffallend, da doch von manchen angesehenen Tuberkuloseforschern (RÖMER, PETRUSCHKI u. a.) behauptet worden war, daß die Kindheitsinfektion, wenn sie nicht in kurzer Zeit zum Tode führt, einen erhöhten Schutz gegen spätere Erkrankung, insbesondere exogene Reinfektion gewährt. Diese Auffassung wird eindrucksvoll gestützt durch Erfahrungen an Krankenpflegerinnen und Medizinstudenten, von denen gerade die bei Berufsantritt auf Tuberkulin negativ Reagierenden besonders häufig und schwer erkranken.

Nun findet man in den letzten Jahrzehnten vor dem zweiten Weltkrieg einerseits einen stärkeren Rückgang der Durchseuchung in der Kindheit, anderseits einen stärkeren Rückgang der Tuberkulosesterblichkeit, einen milderen Verlauf der Tuberkulose in Westeuropa. Auch J. A. MILLER (in „Preventive Medicine in Practice", New York 1942) betont diese Änderungen in der Entstehung und dem Verlauf der Tuberkulose in U.S.A. Zwei seiner wichtigsten Schlußsätze sind:

1. Tuberkuloseinfektionen sind jetzt weniger häufig und fallen nicht mehr vorwiegend in die Kindheit, sondern eher ins jugendliche Alter. Die Verhältniszahl der Personen, die positive Tuberkulinreaktion vor dem Alter von 30 Jahren zeigen, ist jetzt halb so groß als eine Generation vorher.

2. Tuberkuloseinfektionen sind im allgemeinen milder geworden mit einer größeren Tendenz, vollkommen geheilt zu werden.

Worauf ist nun das gewaltige Sinken der Tuberkulosesterblichkeit in den Kulturländern während der letzten 100 Jahre (s. Tab. S. 72) zurückzuführen? GERBERDING (Zeitschrift für Tuberkulose, 1940) und manche andere Autoren sprechen von einer „Auslese der Widerstandsfähigen und Ausmerzung der Widerstandslosen. Das deutsche Volk ist durch die Tuberkulose gleichsam gesiebt worden" (und das müßte natürlich ebenso von den andern Kulturvölkern gelten).

Eine solche „Auslese" aber kann bei einer Erkrankung, die die meisten Opfer erst lange Zeit nach Erreichung der Fortpflanzungsfähigkeit hinwegrafft, nur in äußerst langen Zeitläuften wirken. Wir können uns so die geringe Tuberkulosesterblichkeit der heutigen Juden, deren Vorfahren seit Jahrhunderten meist in Städten und in schlechten Verhältnissen lebten, erklären, nicht aber den ungeheuren Abfall der Tuberkulosesterblichkeit der europäischen Völker in kaum 2—3 Generationen. Der oft beliebte Hinweis auf die Verheerungen, welche die Tuberkulose unter bisher mit ihr nicht in Berührung gekommenen „wilden" Völkern ausübte, übersieht ganz, daß diese Volksstämme durch Berührung mit den Europäern nicht nur zugleich auch der Syphilis und dem Alkoholismus (in früheren Jahrhunderten auch Blattern) ausgesetzt wurden, sondern daß sie auch zur vollständigen Änderung ihrer Lebensweise gezwungen wurden. Aus in freier Luft von Jagd, eventuell von etwas Ackerbau lebenden, gut genährten Menschen, wurden plötzlich unter den elendsten Verhältnissen lebende Proletarier in dichtest bevölkerten Städten. Gegenwärtig gilt dies von den Bantus in Südafrika.

Gewiß können wir bei Betrachtung eines so komplexen Problems, wie es der Rückgang der Tuberkulosesterblichkeit in den Kulturländern ist, die Mitwirkung irgendwelcher unbekannter epidemiologischer Vorgänge nicht ausschließen. Sicher aber ist, daß Besserung der äußeren Lebensverhältnisse: der Wohnung und Ernährung, Schutz der Jugendlichen, dann aber auch Maßregeln der Tuberkulosebekämpfung im engern Sinn: Isolierung Infektiöser, Belehrung über Ansteckungsgefahr, Vorsicht in Behandlung tuberkulösen Auswurfs, Bemühungen, die Kinder vor Ansteckung zu schützen, Sorge für Leichtkranke und Genesende, wesentlich zum Sinken der Tuberkulosesterblichkeit beigetragen haben.

In dieses stetige Sinken der Tuberkulose haben die *beiden Weltkriege* furchtbare Unterbrechung gebracht. Während des ersten Weltkrieges stieg die Tuberkulose in allen europäischen Ländern (mit Ausnahme von Finnland), am stärksten in Preußen und Österreich.

Der Anstieg war in den meisten Städten stärker als auf dem Lande, in Berlin von 16,7 im Jahre 1913 auf 30,5 im Jahre 1917; die Krankheitsdauer für jeden einzelnen tödlichen Fall war erheblich kürzer als in

Tuberkulosesterblichkeit auf 10 000 Einwohner.

	1913	1918	1921	1922
Preußen	13,85	22,1	13,5	14,2
Berlin	16,7	29,9	15,3	17,1

	1914	1917	1921	1922
Österreich	25,6	43,2	21,7	22,8

normalen Zeiten (S. PELLER im Handbuch der Sozialen Hygiene, 1926, Bd. 3).

Das Maximum der Tuberkulosesterblichkeit fiel im ersten Weltkrieg ins letzte Kriegsjahr (1918), jedoch in Schlesien und in Österreich sogar schon ins Jahr 1917, das Jahr der größten Lebensmittelmisere. Trotz der englischen Waffenstillstandsblockade sank die Tuberkulosesterblichkeit und war bereits 1921 auf das Niveau der Vorkriegszeit oder tiefer herabgesunken, um dann wieder etwas anzusteigen.

Anscheinend noch schwerer sind die Folgen des zweiten Weltkrieges:

Tuberkulosesterblichkeit auf 10 000 Einwohner.

	1938	1946	1948
Deutschland	6,24	8,4	6,16
Berlin[1]	7,4	24,0	16,8
Düsseldorf	5,94	11,67	8,29
München-Gladbach	7,02	24,21	9,09

Wir sehen im zweiten Weltkrieg ein rasches Emporschnellen der Tuberkulosesterblichkeit und in vielen Orten noch höher als im ersten. E. KRÖGER und REUTER (Deutsche Medizinische Wochenschrift 74, 721, 1949) bringen eine Tabelle, der wir folgende Daten entnehmen:

Zunahme während beider Weltkriege gegenüber dem Tiefstand in Prozenten.

	1. Weltkrieg	2. Weltkrieg
Berlin	+ 73	+ 263
Hamburg	+ 62	+ 55
Leipzig	+ 97	+ 142

Wir sehen in beiden Kriegen einen starken Anstieg und ihm folgend einen raschen Abfall. Beide sind dadurch erklärlich, daß in der Zeit mangelhafter Ernährung viele Tuberkulöse, deren Krankheit sonst langsam verlaufen wäre, rasch dahingerafft wurden, während vermutlich andere Erkrankungen durch rasch verlaufende Neuinfektion bedingt gewesen sein mögen. Da so viele Tuberkulosekranke gleichsam vorzeitig starben,

---

[1] 1946, 1948, amerikanischer und britischer Sektor.

mußte auf diesen Wellenberg ein Wellental folgen. Wir können aber aus diesem Absinken keineswegs auf eine Besserung der Verhältnisse schließen, da frischer Wiederausbruch der Tuberkulose oder Neuinfektionen zum Großteil nicht in so kurzer Zeit verlaufen, die durch sie verursachten Todesfälle erst in eine spätere Zeit fallen dürften, auch wenn wir einen rascheren Verlauf der Kriegstuberkulose annehmen müssen. Nun liegen die Verhältnisse nach dem zweiten Weltkrieg viel ungünstiger als nach dem ersten, nach dem es keine Verschlechterung der Wohnungsverhältnisse, kein Zusammengedrängtsein in engen Wohnräumen, kein Zuströmen von Millionen von Flüchtlingen in zum Teil zerstörte Wohnstätten gab. Schon jetzt berichtet PERETTI aus dem Rheinland über ein Ansteigen der Zahl der PIRQUET-Positiven unter den Schulanfängern: 1938 10,5% PIRQUET-Positive, 1947 21,2%. In Duisburg stieg die Zahl von 7,9 auf 15% und ähnlich in Essen.

England. Auch hier hatte der Krieg einen leichten Einfluß auf die Tuberkulosesterblichkeit. Vermutlich waren hieran die Zerstörung vieler Wohnstätten, die dadurch vorübergehend verschlechterten Wohnungsverhältnisse und andere Kriegsschwierigkeiten schuld.

Es starben an Tuberkulose aller Art auf 10000 der Bevölkerung:

1938 6,2	1944 5,7
1939 6,2	1945 5,6
1940 6,7	1946 5,3
1941 6,9	1947 5,4
1942 6,1	1948 5,0
1943 6,1	

Die Steigerung war an sich nicht hoch und machte rasch einem weiteren Sinken Platz.

In den *U.S.A.*, wo keine nennenswerten Störungen der Lebensverhältnisse der Zivilbevölkerung durch den Krieg eintraten, sank die Sterblichkeit an Tuberkulose aller Art (auf 10000 der Bevölkerung) dauernd von 4,91 im Jahre 1938 auf 4,03 im Jahre 1945.

Das Verhältnis der Sterblichkeit an Tuberkulose der andern Organe zur Gesamt-Tuberkulosesterblichkeit ist in U.S.A. ein auffallend niedriges, war 1900 noch 10,15%, 1944 7,4%, während es in England 1851/60 20,3% war, 1944 19,7%; in Deutschland war es 1936 rund 18%.

Ich vermute zwar, daß es vielfach von der verschiedenen Auffassung der Ärzte in den verschiedenen Ländern abhängt, ob ein Fall von „Tuberkulose der andern Organe" als solcher am Totenschein ausgewiesen wird oder als „Lungentuberkulose", da — abgesehen von der tuberkulösen Meningitis — die Tuberkulose der andern Organe doch häufig auf dem Weg über die Lungentuberkulose zum Tode führt. Vielleicht aber, daß die niedrigen Zahlen der Sterblichkeit an Tuber-

kulose der andern Organe, die doch sehr häufig durch den Rinder-
tuberkulosebacillus verursacht ist, in U.S.A. auf energische Tilgung
der Rindertuberkulose zurückzuführen ist, dann aber auch auf die weit
verbreitete Pasteurisierung der in den Handel gelangenden Milch.

Hervorgehoben muß werden, daß in U.S.A. die Sterblichkeit und
insbesondere auch die Tuberkulosesterblichkeit der Neger und anderer
Farbiger eine größere ist als die der Weißen. 1944 war die allgemeine
Sterblichkeit der weißen Bevölkerung 10,4, der farbigen 12,4 auf 1000,
1934 war die Tuberkulosesterblichkeit (alle Formen der Tuberkulose)
der Weißen 45,1 auf 100000, der Farbigen 146,4. Dabei war die Tuberkulosesterblichkeit unter den Weißen des Nordens 44,0, des Südens 50,1,
während die der Farbigen des Nordens 232,0, des Südens 129,6 auf
100000 war. Ich glaube, daß hierbei vor allem soziale und wirtschaftliche
Momente einwirken: im Norden bilden die Neger in ihrer Masse das,
was man früher in Europa als tiefstehende Schicht des Proletariats
bezeichnete und zeigen gesundheitlich alle Charakteristika desselben:
hohe Tuberkulosesterblichkeit, hohe Säuglingssterblichkeit, große Verbreitung der Geschlechtskrankheiten. Auch im Süden sind die Farbigen
die unterste soziale Schicht, die landwirtschaftliche Arbeiterschaft.

Daß noch andere als ökonomische Verhältnisse mitwirken, zeigen die
Untersuchungen von H. WHIPPLE GREEN aus Cleveland, der die in bezug
auf Altersbesetzung ausgeglichene Tuberkulosesterblichkeit nach der
Höhe des monatlichen Mietzinses bringt.

Tuberkulosesterblichkeit auf 100000.

Monatlicher Mietzins	Weiße	Farbige
unter 20 Dollar	127	550
20—25 Dollar	78	531
40—45 ,, ...	45	221

Vielleicht, daß hier der Umstand eine Rolle spielt, daß die Weißen
schon einige Jahrhunderte länger in einer tuberkuloseverseuchten Umwelt leben als die Neger, die erst vor 100—300 Jahren aus Afrika herüber-
gebracht wurden, und daß daher eine durch viele Generationen hindurch
erfolgte Auslese der gegen Tuberkulose Widerstandsfähigeren bei den
Weißen sich stärker geltend macht.

VI. Bekämpfung der Geschlechtskrankheiten.

1. Allgemeines.

Seit dem ersten Auftreten der Syphilis in Europa (um 1500) sah man
in der Regelung der Prostitution das Hauptmittel ihrer Bekämpfung:
Verbot und Bestrafung der Prostitution und Überwachung der Prostitution, Errichtung und Schließung von Bordellen wechselten miteinander

ab. Wer sich für die geschichtliche Entwicklung der Verhältnisse vor
1926 interessiert, der sei auf den ausgezeichneten Abschnitt von HANS
HAUSTEIN im Handbuch der Sozialen Hygiene, Bd. 4, 1926, verwiesen.

2. Deutschland.

Zu Ende des vorigen und bis in den Anfang dieses Jahrhunderts
fanden in der Öffentlichkeit und auf zahlreichen Tagungen Auseinandersetzungen zwischen den Reglementaristen, die sich von einer strengen
Regelung und Überwachung der Prostitution eine Besserung der Zustände versprachen, und den Abolitionisten, welche die Aufhebung jeder
Reglementierung verlangten, statt. Über Anregung der Belgischen
Regierung wurde für den 4. September 1899 die I. Internationale Konferenz zur Prophylaxis der Syphilis und der Geschlechtskrankheiten
einberufen, der 1902 eine zweite folgte. Hier wurde das Problem nach
allen Richtungen hin erörtert und auch der Anstoß zur Gründung der
,,Deutschen Gesellschaft zur Bekämpfung der Geschlechtskrankheiten"
gegeben (NEISSER, BLASCHKO). Von diesen Kongressen an setzen die
Bestrebungen ein, die Geschlechtskrankheiten durch Mittel der Gesundheitsfürsorge: Belehrung, Erleichterung der Behandlung für Männer
und Frauen, Fürsorge für erkrankte und gefährdete Frauen zu be-
kämpfen.

Schwerer als alle anderen Erkrankungen und Todesfälle sind die durch
Geschlechtskrankheiten verursachten statistisch zu erfassen. Galten
diese doch bis vor nicht allzu langer Zeit als etwas Schimpfliches, durch
Ausschweifung oder durch unmoralischen Lebenswandel Erworbenes, als
,,geheime" Krankheiten, und auch heute noch wird wohl in den meisten
Kreisen jeder viel leichter von seiner Tuberkulose, seinem Rheumatismus sprechen als von seiner Syphilis oder seinem Tripper.

Bei statistischer Erfassung der Todesfälle durch Geschlechtskrankheiten kommen noch andere Momente dazu. Wir können zwar annehmen,
daß alle Todesfälle an Tabes (Rückenmarkschwindsucht) und progressi-
ver Paralyse auf Syphilis zurückzuführen sind, aber schon bei Aneurisma
aortae trifft dies nicht immer zu — und außerdem — wie viele andere
Krankheiten des Gefäßsystems, der Nieren, des Nervensystems, sind
auf Syphilis zurückzuführen, ohne daß der Arzt diesen Zusammenhang
mit Sicherheit feststellen kann! Noch weniger ist er dazu geneigt, diesen
Zusammenhang im Totenschein zu bescheinigen. Noch schlimmer steht
es mit den Erkrankungen: Bei der ersten preußischen Erhebung 1900
beantworteten nur 63,5% aller befragten Ärzte die Fragen, bei der von
1919 49,8% der Ärzte, 62,8% der Fachärzte, 59,2% der Krankenhäuser.

Bei der Reichszählung der Geschlechtskrankheiten 1934 haben von
den Ärzten, Fachärzten, Krankenanstalten, an welche Vordrucke zur
Ausfüllung gesendet worden waren, 95,8, 98,1 und 98,1% berichtet,

merkwürdigerweise aber sendeten 85,63% der Berichtenden Fehlanzeigen
ein!

Sichergestellt ist durch alle Statistiken der verschiedensten Länder,
daß die Geschlechtskrankheiten in Großstädten und besonders Hafen-
städten viel weiter verbreitet sind als in Mittelstädten und auf dem Lande.
Wir bringen hier nach dem Gesundheitsstatistischen Auskunftsbuch für
das Deutsche Reich 1936 Daten aus den beiden letzten in Deutschland vorgenommenen Zählungen über den jährlichen Zugang an Geschlechtskranken auf je 10000 Lebende:

	Großstädte mit 100000 und mehr Einwohnern		Gemeinden unter 10000 Einwohnern	
Frischer Tripper	m.	w.	m.	w.
1927	129,9	37,8	25,3	7,3
1934	66,8	24,6	15,9	4,7
Syphilit. Primäraffekt				
1927	9,05	1,1	2,6	0,8
1934	4,3	1,1	1,1	0,3

Für ganz Deutschland sind die Zahlen der auf 10000 Einwohner
entfallenden Neuerkrankungen:

Geschlechtskrankheiten insgesamt		Tripper		Primäre und sekundäre Syphilis		Angeborene Syphilis	
1927	1934	1927	1934	1927	1934	1927	1934
58,05	34,58	43,80	26,91	11,87	6,55	1,17	0,62

Sehr groß sind die Unterschiede in der Häufigkeit der Geschlechtskrankheiten zwischen den einzelnen deutschen Ländern als auch den
einzelnen deutschen Städten. Wir heben nur einzelne Beispiele heraus:

Die Zahl der jährlich auf 10000 Einwohner entfallenden Neuerkrankungen an Geschlechtskrankheiten war 1934 in Hessen 20,52, in Bayern
24,29, in Preußen 34,10, in Sachsen 44,27 und in den Großstädten:
Oberhausen 17,51, Solingen 25,70, Nürnberg 47,55, Berlin 60,71, Hamburg 100,33.

Die oben gebrachten Zahlen zeigen ein starkes Sinken der Häufigkeit
der Geschlechtskrankheiten. Und dieses Sinken tritt noch stärker hervor,
wenn wir die Ergebnisse der Geschlechtskrankenzählung aus dem Jahre
1919 für einige Städte hinzufügen (S. 83). Leider können wir dies nur für
den Tripper tun, weil die Zählung der Syphilisstadien in dieser und
den folgenden Erhebungen eine verschiedene war.

In andern Städten finden wir allerdings von 1919 zu 1927 ein Steigen,
so in Hamburg und Breslau.

Worauf kann nun das starke Sinken der Häufigkeit der Geschlechtskrankheiten zurückgeführt werden ? Es ist seit dem zweiten Jahrzehnt.

Neuerkrankungen an Tripper auf 10 000 Lebende.

	Berlin	München	Hannover
1919	122	106	126
1927	100,8	89,13	89,9
1934	48,5	58,00	53,4

des Jahrhunderts sehr viel zur Aufklärung über die Gefährdung durch Geschlechtskrankheiten und über ihre Verhütung getan worden. Als notwendige Maßnahmen zur Verhütung der Geschlechtskrankheiten wurden und werden angesehen:

1. Belehrung aller, insbesondere der Jugendlichen, über die Gefahr zu erkranken und die Mittel ihrer Verhütung.

2. Behandlung möglichst aller Erkrankten bis zu ihrer vollständigen Heilung und — wo dies nicht möglich — mindestens bis zu dem Zeitpunkt, da sie nicht mehr infektionsfähig sind.

3. Auffindung der Ansteckungsquellen und deren Zuführung zur Behandlung.

4. Fürsorge für jene Frauen, die der Prostitution zu verfallen drohen, oder ihr bereits verfallen sind.

5. Zwangsbehandlung und Isolierung aller jener ansteckungsfähigen Kranken, von denen zu erwarten ist, daß sie sonst infolge ihrer Lebensverhältnisse zur ausgedehnten Weiterverbreitung der Erkrankung beitragen würden.

Einer eindringlichen Belehrung standen in Deutschland noch vor 30 Jahren sogenannte „sittliche" Bedenken entgegen. Der daraus erwachsende Widerstand konnte nur allmählich, und vor allem durch die Tätigkeit von Vereinen gebrochen werden, und dies gelang vielerorts so weit, daß eine gewisse Belehrung schon in den obersten Klassen der allgemeinen Schulen einsetzte. Auch Belehrung über vor und nach einem geschlechtlichen Verkehr anzuwendende Mittel war notwendig und wurde im ersten Weltkrieg beim Militär geübt, aber nicht durchweg mit dem erstrebten Erfolg.

Im Mittelpunkt aller andern Maßnahmen steht die Geschlechtskranken-Fürsorgestelle.

Der Leiter der Versicherungsanstalt der Hansastädte, BIELEFELDT, errichtete 1914 die erste Beratungsstelle für Geschlechtskranke in Deutschland; die Zunahme der Geschlechtskrankheiten durch den ersten Weltkrieg beschleunigte deren Verbreitung, 1917 gab es bereits 104, 1922 185 Beratungsstellen der Landesversicherungsanstalten.

1922 wurden in diesen Beratungsstellen, die über ganz Deutschland verbreitet waren, gemeldet oder meldeten sich selbst: 106 763 Personen, von denen 77 307 (72%) tatsächlich geschlechtskrank waren.

1925 meldeten sich 71198 Personen, wovon 47899 (67%) geschlechtskrank waren.

1933 wurden die Beratungsstellen Preußens von 95501 Männern aufgesucht, von denen sich 40% als geschlechtskrank erwiesen, ferner von
115440 Frauen, von denen 27,6% geschlechtskrank waren, von 2920
Kindern unter 14 Jahren, von denen 49,6% geschlechtskrank waren.
93% der Besucher entfielen auf Berlin und die übrigen Großstädte, nur
2,2% auf Landkreise ohne Städte.

Die Reichsregierung hat am 27. Februar 1929 ,,Richtlinien über
Gesundheitsfürsorge in der versicherten Bevölkerung" herausgegeben
(siehe S. 60), in denen der Zusammenschluß der Versicherungsträger
untereinander, mit den Trägern der öffentlichen und freien Wohlfahrtspflege, den staatlichen und kommunalen Gesundheitsbehörden usw.
empfohlen wird, und zwar insbesondere in der Gesundheitsfürsorge für
Tuberkulöse und geschlechtskranke Versicherte. In ihnen wird betont,
daß Art und Umfang der Heilmaßnahmen nicht durch den Rechts-
anspruch, den der Kranke hat, begrenzt werden sollen, sondern allein
nach der Möglichkeit des Heilverfahrens. Ist der Anspruch an die
Krankenversicherung abgelaufen, so tritt die Invalidenversicherung ein.
Die Krankenkasse soll der Invalidenversicherung die Geschlechtskranken mitteilen, bei denen noch Maßnahmen erforderlich sind, aber
eine Verpflichtung der Krankenkasse, für sie zu sorgen, nicht oder nicht
mehr besteht. Zu den allgemeinen Maßnahmen für die von den Versicherungsträgern Mittel aufgewendet werden dürfen, gehört außer Behandlung auch die Errichtung und Unterhaltung gut geleiteter und
ausgestatteter Beratungsstellen, ferner Aufklärung. In diesem Jahr
(1929) bestanden bereits bei 7 Landesversicherungsanstalten Arbeitsgemeinschaften mit andern Versicherungsträgern zum Zwecke der Behandlung und Fürsorge für Geschlechtskranke.

Ein Runderlaß des Präsidenten des Reichsversicherungsamtes vom
18. Juni 1936 ordnete an, daß alle Sozialversicherungsträger eines Bezirkes sich unverzüglich zu solchen Arbeitsgemeinschaften unter Führung
der Landesversicherungsanstalt zusammenzuschließen haben. Ein Erlaß
des Reichsministers des Innern vom 5. Februar 1941 ordnete an, daß
die kostenlose Behandlung sicherzustellen ist; hat das Gesundheitsamt
einen Behandlungsschein ausgestellt, so haftet bei Nichtversicherten
oder Nichtmehranspruchsberechtigten der Landesfürsorgeverband für
die Kosten, sonst die Fürsorgeverbände. — Es dürfe bei der Genehmigung kostenloser Behandlung nicht engherzig verfahren werden. Ein
Runderlaß des Ministers des Innern und des Reichsarbeitsministeriums
ordnet an, daß ab 31. März 1943 die von Trägern der Reichsversicherung
eingerichteten Beratungsstellen für Geschlechtskranke zu schließen sind

und ihre Aufgaben von den zuständigen Gesundheitsämtern zu übernehmen sind, denen alle Akten usw. zu übergeben sind.

*

Eng mit der Behandlung der Kranken verknüpft sind auch die Bemühungen, die Ansteckungsquellen möglichst ausfindig zu machen und dann durch entsprechendes Vorgehen weitere Ansteckungen zu verhüten.

Seit Jahrhunderten hat die Polizei sich mit Prostituierten oder der Prostitution verdächtigen Frauen und deren Überwachung beschäftigt, aber erst zu Beginn dieses Jahrhunderts setzte eine Bewegung für fürsorgerische Betreuung polizeilich erfaßter oder anderweitig als sittlich gefährdet bekanntgewordener Mädchen ein, die zunächst vor allem von konfessionellen Vereinigungen ausging. Es wurde von diesen Vereinigungen auch verlangt, daß bei den Polizeiämtern Fürsorgerinnen angestellt werden sollten, daß vor allem die Ersterhebungen und die Erstvernehmungen von fürsorgerisch geschulten Personen durchgeführt und die Prostituiertenangelegenheiten der Kriminalpolizei abgenommen und deren wichtigste Aufgaben den Gesundheitsbehörden überwiesen werden sollen.

Zuerst stellte Stuttgart 1903 eine Polizeiassistentin zur Fürsorge für weibliche Gefangene bei ihrer Entlassung an. 1919 arbeiteten in 38 deutschen Städten solche Assistentinnen. Daneben aber wurden meist von Vereinen „Frauenhilfsstellen" gegründet, die sich der Mädchen annahmen, für Arbeitsvermittlung, weitere Beobachtung und Fürsorge sorgten. Ein Beschluß der Preußischen Landesversammlung vom 25. Februar 1920 verlangte Loslösung der Sittenpolizei von der Kriminalpolizei und ihre Umwandlung in ein ausschließlich gesundheitlichen und pflegerischen Zwecken dienendes Amt. Eine Verfügung des Preußischen Ministers für Volkswohlfahrt vom 24. Juli 1924 stellt Richtlinien für die Gefährdetenfürsorge auf, die teils von der in engster Verbindung mit der Polizei stehenden „Polizeifürsorge", teils von staatlichen oder städtischen Pflegeämtern, teils durch die von Gemeinden oder Vereinen erhaltenen Fürsorgestellen für Gefährdete, aber immer in enger gegenseitiger Zusammenarbeit durchgeführt werden soll. Es wird weiter ausgeführt, daß die erste Vernehmung aller erstmalig von der Sittenpolizei Aufgegriffenen, gutachtliche Äußerung vor der Entscheidung über die polizeilich zu treffenden Maßnahmen und die fürsorgerische Behandlung der wegen Obdachlosigkeit Eingelieferten oder sonst Hilfsbedürftigen Sache der Fürsorgestellen sei. — Immer aber wird es eine Anzahl von Fällen geben, in denen rein fürsorgerische Beeinflussung und Betreuung erfolglos ist, in denen behördliche Zwangsmaßnahmen notwendig werden.

Das Reichsgesetz vom Februar 1927 enthält eine Reihe von Strafbestimmungen gegen leichtsinnige Übertragung von Geschlechtskrankheiten, es bestimmt, daß die Behandlung nur von approbierten Ärzten durchgeführt werden darf, daß der Arzt einen Kranken, der sich seiner Behandlung oder Beobachtung entzieht, oder der durch Beruf oder persönliche Verhältnisse andere besonders gefährdet, der Gesundheitsbehörde zu melden hat. Eine weitergehende Anzeigepflicht jedoch wurde im Gesetz nicht vorgesehen. Die Gesundheitsbehörden können veranlassen, daß Personen, die verdächtig sind, eine Geschlechtskrankheit weiterzuverbreiten, zwangsmäßig untersucht und eventuell behandelt werden. Das Gesetz überträgt die Durchführung der aus ihm erwachsenden hygienischen Aufgaben der Gesundheitsbehörde, die sich mit den Pflegeämtern und den sonstigen Einrichtungen der Sozialen Fürsorge ins Einvernehmen zu setzen hat.

1933 wurden in Preußen zwangsbehandelt: ambulant rund 2600 Personen, darunter 800 Männer, in Anstalten rund 4200, darunter nur rund 400 Männer.

Wieviel durch eine umfassend geführte Bekämpfung der Geschlechtskrankheiten: möglichst weitgehende Erfassung und gesundheitliche Überwachung der für die Verbreitung der Geschlechtskrankheiten in Frage kommenden Personen, deren laufende Beobachtung, fürsorgerische Betreuung und kostenlose Behandlung, verbunden mit Aufsuchen der Infektionsquellen — alles durchgeführt bei weitestgehender Schweigepflicht des Personals des Gesundheitsdienstes sowohl den Angehörigen des Erkrankten als auch andern Behörden gegenüber — erreicht werden kann, scheinen die Berliner Berichte zu beweisen (vgl. TH. PAULSTICH und L. CLAUSS: „Die Bekämpfung der Geschlechtskrankheiten in Berlin“, Der öffentliche Gesundheitsdienst 9, 189, 1943). Bei 83% der Fälle gelang es, die Infektionsquellen zu ermitteln. Nach der Zählung des Großberliner Ärztebundes waren die Zahlen der nicht vorbehandelten Fälle in der letzten Juniwoche des Berichtsjahres 1939, verglichen mit den Zahlen von 1927 bei Syphilis auf 18,6%, bei Gonorrhoe auf 34,5% gesunken.

Es kann wohl kein Zweifel darüber bestehen, daß alle erwähnten Maßnahmen der Geschlechtskrankenfürsorge sehr wesentlich zum Sinken der Geschlechtskrankheiten zwischen den beiden Weltkriegen beigetragen haben. Es dürfen aber andere Umstände nicht außer acht gelassen werden: Ein Stand, der zu später Eheschließung gezwungen und viele Jahre lang auf außerehelichen Verkehr mit der Halbwelt angewiesen war, der Offiziersstand, war in diesen Jahren in Deutschland fast ganz verschwunden gewesen. Ferner war durch die vollständig geänderte Stellung der jungen Mädchen des Mittelstandes, durch ihren zunehmenden Eintritt ins Berufsleben, den jungen Männern des Mittelstandes einerseits eine frühere Eheschließung möglich geworden, anderseits auch mehr oder weniger langdauernde Verhältnisse mit sozial gleichgestellten Mädchen.

Daß die Geschlechtskrankheiten während des Krieges und nach dem Kriege in Deutschland zunehmen würden, war nach den Erfahrungen in allen Kriegen zu erwarten. — Der oben erwähnte Erlaß des Jahres 1941 über die Kostenlosigkeit der Behandlung und die Übertragung der Beratungsstellen an die Gesundheitsämter ist wohl als Versuch anzusehen, die eintretende Verschlechterung der Zustände hintanzuhalten. Daß die Geschlechtskrankheiten nach dem Kriege ungeheuer zugenommen haben, ist nur allzu verständlich. Die große Masse der fremden Truppen, die sich zum Teil plündernd und vergewaltigend über Städte und Dörfer ergossen, dann später die große Masse der aus der Heimat vertriebenen, entwurzelten Jugendlichen beiderlei Geschlechts, die in schwerster Not, hungernd und obdachlos umherzogen — das mußte zur weitesten Verbreitung der Geschlechtskrankheiten führen. Dazu kommt noch, daß in vielen Gegenden die Geschlechtskrankheitenfürsorge zusammengebrochen war. Doch scheinen da die Besatzungsbehörden energisch eingegriffen zu haben.

Nach L. ARZT, Wien, sind in die von ihm geleitete Klinik für Haut- und Geschlechtskrankheiten aufgenommen worden:

Vom 1. Juni 1936 bis Ende 1937 422 Syphilisfälle, das sind jährlich rund 300. Vom 1. Juli 1945 bis Ende 1946 2381 Syphilisfälle, vorwiegend frische, das sind jährlich 1600. Im letzten Jahre betrafen 1086 Erkrankungen Männer, 1295 Frauen. Das Überwiegen der letzteren rührt daher, daß nur Männer, die nicht im Militärverhältnis waren, die Klinik aufsuchten. Günstig ist, daß ein Fünftel der Männer (jedoch nur ein Zwanzigstel der Frauen) frühzeitig in Behandlung kamen.

Einen Einblick in den Verlauf der Häufigkeit der Geschlechtskrankheiten in Berlin gibt der Bericht der Versicherungsanstalt Berlin in seinen Ausweisen über die Zahl der in Geschlechtskranken-Behandlungsstellen innerhalb der einzelnen Vierteljahre behandelten Kranken.

1946				1947		
1. Viertel-jahr	2. Viertel-jahr	3. Viertel-jahr	4. Viertel-jahr	1. Viertel-jahr	2. Viertel-jahr	
4996	6164	6923	8366	7623	3795	

Bemerkenswert ist das rasche Ansteigen bis Ende des Jahres 1946, gefolgt von einem raschen Absinken.

Nach dem Bericht der Düsseldorfer Allgemeinen Ortskrankenkasse kamen auf 100 Mitglieder Geschlechtskrankheiten

	männlich	weiblich
1946	0,21	0,36
1947	0,13	0,12

In Hessen wurden Neuerkrankungen gezählt

	Lues	Gonorrhoe
1947	14220	23280
1948	11320	16920

Mag man auch die volle Exaktheit dieser Zahlen mit Recht bezweifeln, so scheint ein starker Rückgang der Zahl der Geschlechtskranken seit der im ersten Nachkriegsjahr erreichten Höhe festzustehen; mag sein, daß dazu die neuen Behandlungsmethoden, über die weiter unten zu sprechen ist, beigetragen haben.

Die Besatzungsmächte scheinen in allen Zonen energisch eingegriffen zu haben. Aus der Ostzone liegt „Befehl 25" des Höchstkommandierenden vom 7. August 1945 vor, der unter anderem die Schaffung eines Netzes von prophylaktischen und therapeutischen Anstalten anordnet. Eine Durchführungsverordnung vom 25. Oktober 1945, ein Befehl vom 12. Februar 1946 folgten. Die Bestimmungen dieser Verordnungen wurden unter Berücksichtigung der mit ihnen gemachten Erfahrungen zum „Befehl Nr. 273 des obersten Chefs der Sowjetischen Militäradministration vom 11. Dezember 1947" zusammengefaßt. Im Vorwort zur Herausgabe dieser Verordnung nebst allen Ausführungsverordnungen und Formularen in einer kleinen Druckschrift, schreibt Prof. K. LINSER: „Es muß betont werden, daß sowohl die vorliegende Verordnung als auch die jetzt dazu erlassenen Ausführungsbestimmungen in den Grundsätzen und in der Formulierung das Werk deutscher Behörden und beratender Instanzen sind. Natürlich mußte alles Erarbeitete mit den Forderungen der Besatzungsmächte in Übereinstimmung gebracht werden ... Es basiert auf der lebendigen Mitarbeit aller in der Bekämpfung der Geschlechtskrankheiten hier in der Zone Tätigen, der Venerologen, Geschlechtskrankenfürsorger und anderer interessierter Kreise des Volkes." Die Verordnung beginnt mit Vorschriften für den Kranken (Behandlung bis zur vollkommenen Heilung, eventuell im Krankenhaus, Unterlassen des Geschlechtsverkehrs); Schwangere, die einmal an Syphilis gelitten haben, haben sich sofort nach Feststellung der Schwangerschaft auf Syphilis untersuchen zu lassen. Die Behandlung von Geschlechtskranken ist nur Fachärzten oder besonders zugelassenen Ärzten gestattet. Angehörige der Besatzungsmächte dürfen von den deutschen Ärzten nicht behandelt werden. Jeder Arzt ist zur Belehrung des Kranken verpflichtet. Der Arzt hat jeden Fall dem Gesundheitsamt auf vorgeschriebenem Formular zu melden, den Kranken nach der

Infektionsquelle zu befragen und das Ergebnis der Befragung dem Gesundheitsamt mitzuteilen, das alle notwendigen Maßnahmen zur Feststellung der Infektionsquelle und Verhinderung weiterer Ansteckungen zu veranlassen hat. Jeder, der an Syphilis in ansteckungsfähigem Stadium, jede Frau, die an Gonorrhoe leidet, ist zur Behandlung in ein Krankenhaus zu überweisen. Jeder Kranke, der sich der Behandlung entzieht, geschlechtlich verkehrt, oder von dem auf Grund seiner Lebensweise anzunehmen ist, daß er die Geschlechtskrankheit weiterverbreitet, ist in einem geschlossenen Krankenhaus unterzubringen für so lange, bis die Ansteckungsgefahr geschwunden ist. Für Verletzung der Vorschriften durch Arzt oder Patienten sind Geld- oder Gefängnisstrafen vorgesehen. Das Gesundheitsamt kann Personen, die an einer ansteckenden Geschlechtskrankheit leiden oder dessen verdächtig sind, die Ausübung bestimmter Berufe ganz oder teilweise untersagen, kann auch periodische Untersuchung von Personen oder Berufsgruppen anordnen. Zuständig ist für alle Maßnahmen das Gesundheitsamt, dessen Angestellte zur Verschwiegenheit verpflichtet sind. Besondere Bestimmungen beziehen sich auf Pflege syphilitischer Kinder. Verboten ist das öffentliche Ankündigen oder Ausstellen von Mitteln oder Gegenständen, die Geschlechtskrankheiten heilen sollen. Geschlechtskranken nichtversicherten, unbemittelten Personen kann kostenlose ärztliche Behandlung bewilligt werden. In jedem Kreis soll ein Kreisambulatorium errichtet werden, das als Mittelpunkt der Bekämpfung der Geschlechtskrankheiten zu dienen hat. Nach Bedarf sind auch weitere Ambulatorien zu errichten. Die Gesundheitsämter haben mit allen Ämtern der Sozialen Fürsorge, der Sozialversicherung, der Polizei zusammenzuarbeiten — alle diese Stellen haben einander zu unterstützen.

Auf einer Arbeitstagung der Hautärzte der sowjetischen Besatzungszone im Jahre 1947 wurde über weitgehende Verseuchung des flachen Landes berichtet. Bis zum 40. Lebensjahr überwiegt die Zahl der geschlechtskranken Frauen die der Männer um ein Mehrfaches. Beide Umstände sind — wie wir hinzufügen wollen — nur durch die Verbreitung der Geschlechtskrankheiten durch die Besatzungstruppen, den massenhaften, gewaltsamen Mißbrauch der eingeborenen Frauen durch die Soldaten zurückzuführen. Auch über die guten Erfolge der modernen Behandlungsmethoden wurde auf der Tagung berichtet.

Ende der dreißiger Jahre begann die Verwendung von Sulfanilamiden in der Behandlung des Tripper, die die Behandlungszeit wesentlich abkürzte; auch wurden bei der Behandlung der Syphilis Arsenpräparate mit sehr verstärkter Wirkungsweise versucht. Die größten Erfolge wurden aber in den letzten Jahren mit Penicillin erzielt. Während vor 20 Jahren zur Behandlung der Gonorrhoe beim Mann mehrere Wochen, oft mehrere Monate nötig waren, bei der Frau häufig noch länger —

wird jetzt mit Penicillin die Gonorrhoe in wenigen Tagen geheilt. Damit ist die Zeit der Gefahr der Weiterverbreitung der Infektion von Monaten auf wenige Tage herabgesetzt. Nicht ganz so günstig steht es mit der Syphilis. Über die Frage der endgültigen Heilung durch Penicillin kann heute noch nichts ganz Sicheres gesagt werden. Sicher aber ist, daß auch hier die Dauer des Infektionsstadiums auf wenige Tage herabgesetzt werden kann. Während bisher die Langwierigkeit des Heilverfahrens viele dazu verleitete, noch im infektiösen Stadium den Geschlechtsverkehr wieder auszuüben oder die Behandlung überhaupt nicht bis zur Heilung durchführen zu lassen, wird jetzt die Nicht-Infektiosität in wenigen Tagen erreicht. Dieser Umstand vereinfacht den Kampf gegen die Geschlechtskrankheiten, beseitigt die meisten einem vollen Erfolg entgegenstehenden Schwierigkeiten und läßt auf weitestgehende Einschränkung und vielleicht schließlich fast volles Verschwinden der Geschlechtskrankheiten hoffen.

3. England.

Der Contagious Diseases-Act 1864 gab in Orten, wo Militär oder Marine stationiert war, den Behörden das Recht, eine ärztliche Untersuchung der Prostituierten durchführen zu lassen und Infizierte zwangsweise in Krankenhäusern unterzubringen. Dieses Gesetz wurde 1886 widerrufen, obwohl die Verbreitung der Geschlechtskrankheiten unter den Soldaten eine ungeheuer große war. Durch Erziehungsmaßnahmen, Sorge für Unterhaltungsgelegenheiten für die Mannschaft, Behandlung der Erkrankten bis zur Heilung wurde eine wesentliche Besserung erreicht. Die Zahl der Erkrankten in der Armee war von 1885—1905 auf ein Sechstel gesunken.

1913 wurde eine Königliche Kommission eingesetzt, um über die Mittel zur Bekämpfung der Geschlechtskrankheiten zu beraten. Ihr 1916 erschienener Bericht empfahl Einführung der Vertraulichkeit der Todesursachenberichte, Einführung gleichartiger Berichtsformulare für alle Krankenhäuser. Die örtlichen Behörden sollen für leichtere Möglichkeit der Diagnosenstellung durch Einrichtung von Laboratorien und für Behandlung sorgen, wobei nur 25% der Ausgaben von den örtlichen Stellen gedeckt werden sollten, 75% aus von der Regierung zur Verfügung gestellten Geldern. Mit Rücksicht auf den Krieg sollten alle Maßnahmen schnell durchgeführt werden. Die Behandlung durch Privatärzte sollte dadurch unterstützt werden, daß sie für Unbemittelte unentgeltlich Salvarsan erhalten konnten. Hervorgehoben sei, daß die Brit. Med. Association trotz der daraus sich eventuell ergebenden üblen Folgen für die Privatpraxis für unentgeltliche Behandlung aller Geschlechtskranken eintrat. Durch die genannten Maßnahmen verringerte sich — wie A. NEWSHOLME (The last thirty years in Public Health, London 1936) schreibt, — die Prostitution; dafür aber trat eine Zunahme von „irregulären" Verbindungen von langer Dauer ein, auch vermehrter Gebrauch von Schwangerschaftsverhütungsmitteln.

Auf Grund der Public Health (Veneral Diseases) Regulation 1917 hatten 121 von 145 Ortsbehörden verschiedene Pläne zur Durchführung der Bekämpfung der Geschlechtskrankheiten zur Ausführung gebracht. Vor allem waren unentgeltliche Behandlungsstellen geschaffen worden, und in einzelnen Gebieten wurden den Patienten auch die Reisekosten zu den Behandlungsstellen gezahlt. Außerdem wurden im Sinne der oben erwähnten Vorschläge Gelegenheiten für unentgeltliche Diagnose geschaffen, und auch den Privatärzten wurden unentgeltlich Salvarsan und ähnliche Präparate sowie die Dienste von Laboratorien und Spezialärzten zur Verfügung gestellt. Die von Ärzten erhaltenen Informationen wurden zur Auffindung der Infektionsquellen benützt. Behandlungsstellen wurden entweder in Krankenhäusern eingerichtet oder von den Ortsbehörden Ambulatorien geschaffen. Diese erteilten im Jahre 1918 ½ Million Beratungen, 1920 1½ Millionen.

Die Zahl der in den Behandlungsstellen neu registrierten Fälle betrug in England und Wales:

	1920	1925	1936
Syphilis	43000	22588	18609
Gonorrhoe	38000	33463	42230
Nicht an Geschlechtskrankheiten Leidende . .	20000	21053	98256

Die von dazu ermächtigten Laboratorien durchgeführten Untersuchungen betrugen:

$$1925 \ . \ . \ . \ 263048, \quad 1936 \ . \ . \ . \ 638830.$$

Von den in den Behandlungsstellen Behandelten verließen 1936 5874 die Behandlung vor Durchführung der letzten Testproben, 19100 vor der Beendigung der Behandlung.

1939 gab es in England und Wales 188 Behandlungszentralen, wovon 119 sich in voluntary hospitals befanden. Während des Krieges wurden 41 weitere errichtet. Die Ausgaben der Ortsbehörden für Bekämpfung der Geschlechtskrankheiten beliefen sich 1934/35 auf 439500 Pfund, 83% des unentgeltlich abgegebenen Arsenobenzols wurde in den Behandlungsstellen verwendet.

Die Zahl der von den Behandlungsstellen mitgeteilten Fälle belief sich bei Syphilis, wobei nur die Fälle, deren Infektion weniger als 1 Jahr zurücklag, berücksichtigt wurden, berechnet auf 10000 der Bevölkerung, auf

$$\begin{aligned}
&1931 \ . \ . \ . \ . \ 2,28 \qquad 1942 \ . \ . \ . \ . \ 2,19 \\
&1935 \ . \ . \ . \ . \ 1,47 \qquad 1944 \ . \ . \ . \ . \ 2,26 \\
&1939 \ . \ . \ . \ . \ 1,21
\end{aligned}$$

Die Zahl der Fälle frischer Infektionen (auf Grund der Berichte der
Behandlungsstellen berechnet):

| | Frische Gonorrhoe | | | Frische Syphilis | |
	Männer	Frauen		Männer	Frauen
1939	31772	11728	1939	3574	1412
1941	60297	21102	1941	5023	2309
1944	33634	25163	1944	4384	4934
1945	21281	11603	1945	5214	5527
1946	36912	10431	1946	10705	6970
1947	29647	7019	1947	8750	5416
1948	25006	5300	1948	6603	4034

Wir sehen also auch in England, obwohl es keine feindlichen Invasio-
nen durchgemacht hat — wohl aber eine der Verbündeten —, in den
ersten Kriegsjahren eine Zunahme der Geschlechtskrankheiten. Auch
kann man aus der Steigerung in den Jahren 1941 und 1946 wohl schließen,
daß die vom Kriegsschauplatz zurückkehrenden Soldaten vielfach infiziert waren. Auffallend ist der rasche Anstieg und noch mehr der
rasche Abfall der Trippererkrankungen bei den Männern. Wie stark die
Propaganda für Aufsuchung der Stellen gewirkt hat, kann daraus ersehen werden, daß noch mehr als in Deutschland die Stellen auch von
Frauen aufgesucht wurden, die nur in Sorge waren, daß sie an einer
Geschlechtskrankheit litten: Neben rund 25000 geschlechtskranken
Männern suchten 34000 mit andern Krankheiten behaftete die Fürsorgestellen auf, neben 19000 geschlechtskranken Frauen 38500 andere.

Örtliche Behörden in ländlichen Gegenden trafen auch Abmachungen mit
geeigneten praktischen Ärzten über Behandlung Geschlechtskranker auf
öffentliche Kosten, doch wurde davon (1948) nur in 108 Fällen Gebrauch
gemacht; man erwartet aber weiteren Nutzen von dieser Einrichtung.

Es war während des Krieges überlegt worden, ob man eine Anzeigepflicht für Geschlechtskrankheiten einführen solle; das darüber beratende
Komitee hat sich dagegen ausgesprochen, die Notwendigkeit der Schaffung von Behandlungsstellen, Verbesserung der Einrichtungen für
Diagnose und Behandlung sowie Belehrung empfohlen.

Die Defense Regulation 33 B vom Jahre 1942 bestimmte aber, daß
jede Person, die nach der Anzeige praktischer Ärzte in Verdacht ist,
zwei oder mehrere Personen angesteckt zu haben, zwangsweise untersucht und einer ärztlichen Behandlung zugeführt werden soll, für so
lange, bis sie nicht mehr eine Ansteckung verursachen kann. Im Jahre
1944 wurden 8339 Ansteckungsquellen, darunter 246 Männer gemeldet
und 3696 (einschließlich 109 Männern) ermittelt.

Die National Health Service (Veneral Diseases) Regulation 1948
betont, daß die Namen der Patienten, die Behandlungszentralen besuchen, vertraulich bleiben sollen.

4. U.S.A.

In U.S.A. werden — obwohl der U.S. Public Health Service seit
dem ersten Jahrzehnt dieses Jahrhunderts zahlreiche „Veneral Diseases
Bulletins" zur unentgeltlichen Verteilung herausgebracht hat — auch
heute noch die Bestrebungen zur Bekämpfung der Geschlechtskrankheiten meist mit dem viel schöner klingenden Wort „*Social Hygiene*"
bezeichnet. Noch 1936 wurde dem späteren Chefarzt der Armee, TH. PAR-
RAN, von den Radiogesellschaften das Halten eines belehrenden Vor-
trages über Geschlechtskrankheiten über das Radio verweigert. Schließlich nahmen die angesehenen Zeitschriften „Survey Graphic" und
„Readers Digest" einen Aufsatz von ihm auf.

Angeregt durch den Brüsseler Kongreß, war eine Society for Social
and Moral Prophylaxis schon im Jahre 1905 durch P. A. MORROW gegründet worden; ähnliche Vereine folgten in 11 Staaten, die 1910 zu
einer „American Federation for Sex Hygiene" vereinigt wurden. 1943
gab es neben der einen, das ganze Bundesgebiet umfassenden Vereinigung 19 einen Staat oder große Distrikte umfassende, und 144
Stadt- und Kreisvereine. Die Gesamteinnahmen der Vereine betrugen
rund eine halbe Million Dollar jährlich.

Die Maßnahmen, die die Armee gegen Verbreitung der Geschlechtskrankheiten ergriff, waren im ersten und zweiten Weltkriege ganz verschiedene; im ersten Weltkrieg bestanden sie in Kontrolle der Prostitution in der Nähe der Lager, Betonung der Notwendigkeit prophylak-
tischer Maßnahmen vor und nach dem Geschlechtsverkehr und der
ärztlichen Behandlung bei Erkrankung. Ein Soldat, der sich nicht für
die prophylaktische Behandlung gemeldet hatte, wurde, wenn er erkrankte, bestraft. Im zweiten Weltkrieg legte man mehr Wert auf
moralische Einwirkung, Stärkung der Moral und der Selbstbeherrschung.
Prophylaktische Maßnahmen wurden bei Massenbelehrungen nicht ausführlich erörtert, sondern nur kurz erwähnt. Wer erkrankte, durfte für
mindestens 30 Tage den Lagerplatz nicht verlassen. Ein Gesetz gab
dem Minister das Recht, in einer Zone um jedes Armee- oder Marinelager
die Prostitution zu verbieten.

Die Bekämpfung der Geschlechtskrankheiten liegt nach den Bestimmungen nicht beim Bund, sondern in der Hand der einzelnen
Staaten. Der U.S. Public Health Service hatte zwar seit Beginn des
Jahrhunderts durch seine Veneral Diseases Bulletins viel zur Verbreitung von Kenntnissen über die betreffenden Fragen beigetragen und
viel Anregungen zur Bekämpfung der Geschlechtskrankheiten gegeben,
aber erst der Social Security Act 1935 gab ihm die Möglichkeit,
solche staatliche und andere behördlichen Unternehmungen mit Geld
zu unterstützen.

Im Jahre 1935 hatten 28 Staaten Programme zur Kontrolle der Geschlechtskrankheiten, aber nur 9 Staaten hatten Beamte, die ihre Tätigkeit ausschließlich dieser Aufgabe widmeten. 1936 begann der Public Health Service die städtischen und privaten Laboratorien, die serologische Untersuchungen durchführten, aufzufordern, die Genauigkeit ihrer Arbeit jährlich durch Einsendung von Proben überprüfen zu lassen. Berater wurden einzelnen Staaten zur Verfügung gestellt und Unterrichts- und Wiederholungsklassen für das Laboratoriumspersonal eingerichtet. 1946 hatten alle Staaten Programme zur Bekämpfung der Geschlechtskrankheiten aufgestellt; 31 Staaten hatten vollbeschäftigte Kontrollbeamte, und alle Laboratorien befanden sich in befriedigenderem Zustande.

Im Jahre 1938 bewilligte der Kongreß durch ein Amendment zum CHAMBERLAIN-KAHN-Act von 1918 Bundesmittel für die Bekämpfung der Geschlechtskrankheiten. Der Veneral Diseases Control Act vom 24. Mai 1940 (LA FOLLETTE-BULLWINKLE Act) gab große Mittel dem U.S. Public Health Service, um die Schaffung von Behandlungs- und Beratungsstellen für unentgeltliche Diagnose und außerdem für Behandlung Zahlungsunfähiger in vielen Staaten zu unterstützen, und zwar wurden in den Jahren 1939—1941 3, 5 und 7 Millionen Dollar verteilt, und in späteren Jahren sollte je nach Bedarf gegeben werden.

Die Zahl der Behandlungsstellen stieg von 656 im Jahre 1935 auf 3324 im Jahre 1946. Einige von diesen wurden in Zusammenarbeit mit den staatlichen Stellen durch freiwillige Organisationen betrieben. Im Jahre 1946 waren Ambulatorien für die Behandlung von Syphilis in allen 48 Staaten, für die Behandlung von Gonorrhoe in 47 Staaten vorhanden. 39 Staaten gaben unentgeltlich Medikamente den Behandlungsstellen, die übrigen 9 auch an Ärzte, Krankenhäuser und andere Einrichtungen. Während des Krieges half die Abteilung des U.S. Public Health Service den staatlichen Gesundheitsämtern bei Auffindung von Ansteckungsquellen und bei Registrierung aller Infizierten. 1942 wurde die erste „Schnellbehandlungsstelle" eingerichtet, und das Verlangen nach diesen stieg sehr rasch an. Sie wurden vom Public Health Service zusammen mit staatlichen, örtlichen und freiwilligen Stellen und mit Privatärzten betrieben. Von 1946 an wurden speziell für Behandlung von in Krankenhäusern liegenden Patienten den Staaten Bundesgeldmittel gegeben. Ausgaben für diesen Zweck berichteten 1946 30 Staaten, bei 8 weiteren waren Pläne für diesen Zweck ausgearbeitet. In den Jahren 1947/48 wurden in rund 3000 Ambulatorien, erhalten von staatlichen und örtlichen Behörden, $2\frac{1}{4}$ Millionen diagnostische Untersuchungen gemacht.

Eine in anderen Ländern nicht gebrauchte Maßnahme hat in U.S.A. weitere Verbreitung gefunden. Schon im Jahre 1925 haben einige Staaten versucht (so Connecticut und Illinois), die Eheschließung Geschlechtskranker zu beschränken. Es haben dann New York (12. April 1938) und New Jersey (3. Mai 1938) Gesetze erlassen, daß beim Ansuchen um die behördliche Eheerlaubnis Zeugnisse über die vorgenommene Untersuchung auf Geschlechtskrankheiten — einschließlich der serologischen auf Syphilis — vorgelegt werden müssen. Heute verlangen nur 9 Staaten keinerlei Untersuchung, 1 nur körperliche Untersuchung des Bräutigams, nur 1 Staat (Illinois) verlangt mikroskopische Untersuchung auf Gonokokken, 6 nur körperliche Untersuchung, 6 überlassen es dem Arzt, ob er nach der körperlichen Untersuchung eine mikroskopische für nötig hält, Wisconsin verlangt alle Untersuchungen mit Ausnahme der serologischen nur beim Manne. Die Heiratserlaubnis wird in der Regel nur erteilt, wenn die Krankheit nicht mehr ansteckend ist, oder besondere Umstände wie: Schwangerschaft, unmittelbar bevorstehender Tod, Vergewaltigung, vorliegen.

Im Jahre 1938 haben zuerst New York, dann New Jersey und Rhode Island Gesetze angenommen, daß jeder Arzt oder jede sonstige Person, die für eine Schwangere Sorge trägt, verpflichtet ist, eine serologische Untersuchung des Blutes der Schwangeren zu veranlassen. Ähnliche Gesetze sind heute in 40 Staaten in Kraft; die Tatsache der durchgeführten Probe wird in 33 Staaten auf dem Geburtsschein des Kindes vermerkt, aber nicht in allen diesen auch das Ergebnis.

Gaben diese Staatsmaßnahmen zweifellos die Möglichkeit, die Weiterverbreitung der Geschlechtskrankheiten und die Vererbung der Syphilis einzuschränken, so kann man den Untersuchungen, die von Fabriksunternehmungen und Gewerkschaften verlangt werden, wohl kaum Bedeutung im Kampf gegen die Geschlechtskrankheiten beimessen. Sie sind nur geeignet, diese Stellen vor wirtschaftlichem Schaden zu schützen, schädigen aber den Erkrankten oder erkrankt Gewesenen wirtschaftlich: R. R. SAYERS (Public Health Report 1938, Suppl. 140) hat 80 große Industriegesellschaften befragt. Von diesen lassen 15 Wassermann-Blutuntersuchungen beim Eintritt neuer Arbeiter und auch weiter periodische Untersuchungen machen. Unter rund 110000 Arbeitern erwiesen sich 4,8% WASSERMANN-positiv, unter einer kleineren Zahl von Stellenbewerbern nur 2,3%, woraus hervorgeht, daß diejenigen, die sich einer Erkrankung bewußt sind, es vermeiden, sich bei jenen Fabriken zu melden, von denen bekannt ist, daß sie diese Voruntersuchung verlangen. Von welch zweifelhaftem Wert solche Untersuchungen für die Volksgesundheit sind, geht aus einer dem Bericht beigefügten Krankengeschichte hervor: Ein Arbeiter wurde nach achtjähriger Beschäftigung im Betrieb entlassen, weil die Blutprobe positiv war. Der Arbeiter wollte sich behandeln lassen; er konnte aber, da er arbeitslos war, die Behandlung nicht bezahlen. Der Spezialarzt, an den er sich gewendet hatte, protestierte über die Art des Vorgehens bei der Firma, erhielt aber keine Antwort.

Auch manche Gewerkschaften verlangen, da sie Krankenunterstützung, Invalidenunterstützung, Sterbegelder geben, Blutuntersuchungen von den neu aufzunehmenden Mitgliedern. Die Nichtaufnahme in die Gewerkschaft schließt von der Zulassung zur Arbeit in vielen Betrieben aus.

Was die Verbreitung der Geschlechtskrankheiten in U.S.A. anbelangt, so gibt der U.S. Public Health Service an, daß 10% der unter 50jährigen mit Syphilis infiziert sind? (d. Verf.), und zwar je nach dem Stande und der Rasse von 0,1% (weiße Collegestudenten [sehr jung!]) bis 4% (farbige Hafenarbeiter). Nach einer anderen Untersuchung waren von 1000 Wassermannproben positiv: 6 unter gelernten Arbeitern einer großen Fabrik, 23 unter weißen Landarbeitern, 117 unter Eisenbahnangestellten, unter weißen Männern aller Alter 1,7%, unter Farbigen 25,2%. Die höchste Verbreitung ist im Süden: Florida 5,3% der weißen, 40,6% der farbigen Männer, die niedrigste in Wisconsin: 0,6% der Weißen, 15,7% der Farbigen. In der Armee erkrankten monatlich unter den weißen Soldaten 10,6%, den Negersoldaten 83,7%. In Chicago kommen 27 Luetiker auf 10000 Weiße, 302 auf 10000 Farbige. Auf einer großen Pflanzung am Mississippi zeigten 44% der dort wohnenden schwangeren Negerfrauen positiven Wassermann, von 423 anderen untersuchten Personen 21,4%.

Zum Schluß sei über einen Apostel im Kampf gegen die Geschlechtskrankheiten und über die Einrichtungen in 2 großen Städten berichtet.

Dr. WENGER ging daran, in Hot Springs, einem von vielen Syphilitikern aufgesuchten Kurort, ein Ambulatorium für Unbemittelte einzurichten. Er hatte dabei große Widerstände und Schwierigkeiten zu überwinden. Die eine bestand darin, für die armen Kranken den Lebensunterhalt während der Kur sicherzustellen. HARRY HOPKINS, der Vertraute des Präsidenten ROOSEVELT, ermöglichte die Errichtung eines Camps für diese Leute; Dr. WENGER erwirkte die Erlaubnis, die Neger bestimmter Gegenden zu untersuchen und fuhr mit einem dazu eingerichteten Auto, das die Aufschrift trug „Free Blood test by Government Doctors, and free ice water“. Jeder vierte Neger, in anderen Gegenden jeder fünfte, erwies sich als syphilitisch; dort, wo die Neger etwas wohlhabender waren und eine bessere Erziehung genossen hatten, jeder zehnte. Die JULIUS ROSENWALD Foundation gab das Geld für diese Untersuchungen, dann die Veneral Diseases Division des U. S. Public Health Service 80000 Dollar für die Durchführung von Behandlungen. Angeregt durch WENGERs Agitation begann der Chefarzt des Chicagoer Gesundheitsamtes, BUNDESEN, in dieser Stadt einen Kampf gegen die Syphilis.

Chicago: Unmittelbar nach einer „National Conference on Veneral Disease Control Work“ (Nationale Konferenz zur Bekämpfung der Geschlechtskrankheiten) wurde in Chicago, einer Stadt mit damals 3,4 Millionen Einwohnern, ein Programm zur Bekämpfung der Syphilis entworfen, und im Januar 1937 mit der Tätigkeit begonnen. Jeder Fall einer Geschlechtserkrankung sollte entdeckt, unter entsprechende ärztliche Behandlung gebracht und bis zum Aufhören der Infektion behandelt werden. In den ersten 15 Monaten wurden 229 000 Dollar ausgegeben, davon 125 000 Dollar von der Stadt Chicago, 43 000 Dollar von Bundesgeldern. Eine Million Fragebogen wurden ausgesandt, um die Einwohner zur Blutuntersuchung zu veranlassen. 1942 wurde ein ,,Intensive Treatment Centre" (Zentralstelle für intensive Behandlung) für energische Schnellbehandlung mit 250 Betten geschaffen. Während des Krieges und besonders während der Demobilisierung leistete die Chicagoer Geschlechtskrankheitenstelle und ihr Programm sehr viel; während die meisten Städte bei Vergleich des ersten Halbjahres 1947 mit dem ersten Halbjahr 1946 ein ungeheuerliches Ansteigen der Geschlechtskrankheiten feststellen konnten, zeigte sich in Chicago ein Sinken der neu gemeldeten Fälle. Die Geschlechtskrankheitenstellen in Chicago arbeiten mit 414 Angestellten und einem Jahresbudget von 1,25 Millionen Dollar. Außer dem Zentrum für intensive Behandlung sind 7 Ambulatorien vorhanden, die für die unentgeltliche Diagnosestellung und Behandlung sorgen. Die Zentralkartei erhält monatlich 10 000—12 000 Berichte und sendet tausende Briefe aus mit der Bitte um Mitarbeit an Ärzte und Ambulatorien und andere, um Verdächtige oder Infizierte zur Untersuchung und Behandlung zu veranlassen. Ein großer Apparat war notwendig. Anfangs waren 7 Gruppen von Personen im Außendienst bei der Auffindung und weiteren Verfolgung von Infektionen voll beschäftigt. Später 3 Gruppen, davon eine bestehend aus Fürsorgerinnen, bestimmt für Kinder, Ehefrauen und Schwangere, eine für Gasthäuser und Militärpersonen bestimmt, und eine dritte für nicht in die beiden ersten gehörigen Fälle. Später wurde das Vorgehen vereinfacht; alle genau angegebenen Ansteckungsquellen wurden telegrafisch zum Erscheinen aufgefordert. 47% kamen zur Untersuchung. Alle Tripperkranken wurden aufgefordert, ihren Partner innerhalb 24 Std. zur Penicillinbehandlung zu bringen; 58,6% befolgten die Aufforderung. Es waren anfangs 8 später 10 Behandlungsstellen, die sich zum Teil auf bestimmte Fälle und Behandlungen spezialisierten.

Die Zahl der in den Ambulatorien neu in Behandlung Gekommenen betrug:

1943/44 6410 Fälle von Syphilis 7396 von Gonorrhoe
1944/45 5937 ,, ,, ,, 8781 ,, ,,
1945/46 5865 ,, ,, ,, 18 260 ,, ,,

Diese Steigerung an Tripper scheint dadurch bewirkt worden zu sein, daß die Einführung der Penicillintherapie zum Zuströmen vieler, die

sich jeder Behandlung entzogen hatten, führte. Im Centre für intensive
Behandlung verkürzte sich die Behandlungsdauer für Syphilis schon bald
nach Beginn seiner Tätigkeit durch Anwendung stark wirkender Mittel
und großer Dosen auf 10,9 Tage. Es diente auch der Forschung über
neue Methoden und erreichte als Zentrale solcher Forschungen einen
großen Ruf. Vom 20. November 1942 bis 30. Juni 1947 wurden
26 791 Patienten zur Diagnosenstellung und zur Behandlung nach verschiedenen Methoden aufgenommen. Selbstverständlich standen dem
ganzen Wirken der Geschlechtskrankheitenbekämpfung große Laboratorien zur Verfügung. Die Zahl der jährlich durchgeführten Laboratoriumsuntersuchungen betrug 1942/43 fast eine Million, wovon drei
Viertel Millionen Blutuntersuchungen auf Syphilis waren. 1946/47 waren
die serologischen Syphilisuntersuchungen auf 450 000 gesunken. Eine
Propaganda-(Education) Abteilung verbreitete zahlreiche Drucksachen,
Plakate, Flugblätter usw., veranstaltete Versammlungen, Vorträge.

New York City hat 1912 mit der Behandlung der venerischen Erkrankungen als einem Problem der öffentlichen Gesundheitspflege begonnen,
aber erst 1935 eine umfangreiche Tätigkeit entfaltet. Die Gesundheitsverwaltung hat das gesetzliche Recht, Untersuchung Verdächtiger und
Behandlung Erkrankter zu verlangen. 1937 bestanden 19 Ambulatorien,
von denen 7 aber nur diagnostischen Zwecken dienten. Auch die Ärzte
haben das Recht, Patienten dorthin zu senden, die dann wieder an sie
zurückgesandt werden mit der Beantwortung der vom Arzt gestellten
Fragen. Die 12 Behandlungsambulatorien nehmen alle Patienten in Behandlung, die ihnen von Ärzten zugewiesen werden, und weisen ihrerseits
alle Patienten, die direkt zu ihnen kommen und zahlungsfähig sind, an
Privatärzte, denen sie bei Unbemittelten die Medikamente kostenlos
liefern. Um klarzustellen, ob die Patienten zahlungsunfähig sind, müssen
oft umständliche Erhebungen gemacht werden. Von August 1936 bis
Ende 1937 haben 1477 Ärzte und 28 Krankenhäuser für unbemittelte
Patienten 280 000 Dosen von Medikamenten bekommen. Im Jahre 1937
wurden in den Ambulatorien 405 230 Behandlungen durchgeführt,
darunter 351 016 gegen Syphilis.

Im Jahre 1940 gab es in New York City 82 Ambulatorien für Syphilis,
darunter 12 in städtischen Spitälern, 21 als Ambulatorien des Gesundheitsamtes, der Rest (49) in privaten Spitälern. Die Zahl der Ambulatorien
für Gonorrhoe war etwas geringer (70); von den an Syphilis Leidenden
wurden 37%, von den an Gonorrhoe Leidenden 21% von Privatärzten
behandelt, 24% bzw. 36% in den Ambulatorien des Gesundheitsamtes,
der Rest in anderen Ambulatorien. Privatärzte erhielten 409 450 vollständige Dosen von Arsenobenzol, 122 150 Dosen erhielten Krankenhäuser. Die Ausgaben für diese Medikamente wurden aus bundesstaat-
lichen Subventionen gedeckt.

Wenn Kranke der Behandlung fernblieben, so bemühte man sich, sie in sie zurückzuführen. Zu diesem Zweck wurden über 20000 Schreiben ausgesandt; nicht ganz die Hälfte der Gemahnten kehrte zur Behandlung zurück. Erhebungen wurden über 434 angebliche Infektionsquellen gemacht, 230 Personen wurden so zur Untersuchung gebracht, davon 130 als Infektionsquellen nachgewiesen. Das Büro für „Soziale Hygiene" hat 323 Angestellte, darunter 130 nicht voll beschäftigte Ärzte.

Es wurden dem Büro gemeldet

	Fälle von Syphilis	Fälle von Gonorrhoe
1931	34894	9745
1937	88101	17872
1940	30718	14639
1947	12315*	15376*
1948	12613*	14778*

* Für die ersten 10 Monate des Jahres.

Entsprechend den oben gegebenen Zahlen, die ein starkes Sinken der gemeldeten Fälle zeigen, wurde auch die Zahl der Behandlungen geringer. 1947 wurden 22028 Personen, 1948 19158 Personen in den ersten 10 Monaten jedes dieser Jahre behandelt.

Es ist aber nirgends angegeben, welcher Prozentsatz der Erkrankungsfälle schätzungsweise zur Meldung gelangen dürfte, die Berechnungen sind sämtlich unter Zugrundelegung der gemeldeten Fälle angestellt. Auf sehr unvollständige Meldung — zumindest der Gonorrhoefälle — weist deren im Verhältnis zur Syphilis geringe Zahl.

VII. Mütter-, Säuglings- und Kleinkinderfürsorge.
Vereinheitlichung der Fürsorge.

1. Allgemeines.

Von allen hilfsbedürftigen Kindern waren es zunächst die Findlinge, deren sich die öffentliche Fürsorge (kirchliche und staatliche) annahm. Sie geht zurück bis auf Konstantin den Großen (315 n. Chr.) und Karl den Großen (789). Die „Drehlade" findet sich in manchen Ländern bis in die neueste Zeit. In Paris wurden die Findlinge in öffentliche Anstalten aufgenommen, PELIGOT, der Verwalter der Pariser Spitäler, stellt in einem Bericht von 1772 fest, daß von 7672 aufgenommenen Kindern nach 8 Jahren nur 522 (6,8%) lebten. Er schlug als Aufschrift für das Findlingshaus vor: „Ici on fait mourir les enfants aux frais publics".

Eine besondere Stellung nahmen die österreichischen Findelhäuser ein, die nur Hochschwangere und Gebärende aufnahmen, deren Kinder ungefähr nach einer Woche in Außenpflege gegeben wurden. Aber auch dort gingen sie in großer Zahl zugrunde, bis in den ersten Jahren dieses Jahrhunderts durch von L. Steiner und Gerenyi eingeführte Reformen eine Übergangsanstalt für in die Außenpflege abzugebende Säuglinge und eine weitere entsprechende Überwachung der Pfleglinge geschaffen wurden.

Die Verpflegung von Säuglingen und Kleinkindern in Anstalten war noch bis in die ersten Jahre unseres Jahrhunderts ein schwer lösbares Problem; die Sterblichkeit betrug in der Berliner Charité 80,5%. Erst Baginski, Schlossmann, Finkelstein, Heubner gelang es, die Versorgung innerhalb der Anstalten und Kliniken befriedigend zu gestalten.

In einzelnen deutschen Städten gab es schon zu Beginn des 19. Jahrhunderts, insbesondere für uneheliche Mütter, Entbindungsanstalten und Wöchnerinnenasyle, zum größten Teil geschaffen von religiösen Organisationen, dem katholischen Caritas-Verband, der evangelischen Inneren Mission. Mit der zunehmenden Industrialisierung vermehrten sich dann diese Anstalten. 1871—1890 waren zu den bestehenden 9 Wöchnerinnenasylen 3 weitere neue, zu den Säuglingsheimen 10 neue gegründet worden (A. Keller, in Grotjahn, Kaup, Handwörterbuch der Sozialen Hygiene), dazu kam die Schaffung von Krippen (in den Jahren 1871—1900 69) für die Kinder erwerbstätiger Mütter. Doch dies alles waren Anstalten und Einrichtungen, bestimmt für eine kleine Zahl von besonders gefährdeten Frauen und Kindern, wohl geeignet, die Notlage einzelner zu lindern, aber weder bestimmt noch — auch bei größter Ausdehnung — imstande, die Verhältnisse in weiten Volksschichten zu beeinflussen.

Im Laufe der letzten 70 Jahre haben sich die Bevölkerungsvorgänge in fast allen Kulturländern wesentlich geändert. Während vor 100—150 Jahren die Sorge vieler Wissenschaftler und Volkswirtschaftler (Malthus und seiner Schüler) die stets wachsende Volkszahl, die drohende Übervölkerung war, sahen seit den achtziger Jahren des vorigen Jahrhunderts in Deutschland und England — in Frankreich schon seit viel längerer Zeit — viele mit Sorge einen fast stetig fortschreitenden Geburtenrückgang. Nur nach dem ersten Weltkrieg (und ebenso bei den Siegerländern des zweiten Weltkrieges) war ein vorübergehendes Ansteigen der Geburtenhäufigkeit festzustellen; auch gelang es dem Nationalsozialismus durch Ehestandsdarlehen und Kinderbeihilfen nebst einer regen Propaganda ein Ansteigen der Geburtenhäufigkeit herbeizuführen. Im ganzen aber war die Geburtenhäufigkeit in den letzten 70 Jahren in England und Deutschland beiläufig auf die Hälfte gesunken.

Über den Geburtenrückgang in Deutschland, England, U. S. A. geben die folgenden Tabellen Aufschluß. Wir wollen noch hinzufügen, daß die Geburtenzahl am geringsten ist in den Großstädten: Deutschland 1933

11,2, auf dem Lande 18,1 auf 1000 Einwohner, am größten in landwirtschaftlichen Berufen: bei einer Ehedauer von 25 Jahren 484 Kinder auf 100 Ehen, niedriger in nicht landwirtschaftlichen Berufen: 373, am niedrigsten in den sogenannten gebildeten Berufen: Ärzte: 248.

Hinzugefügt sei noch, daß nach jedem Krieg — und so auch nach dem letzten Weltkrieg — ein Steigen der Geburtenhäufigkeit beobachtet wird, das stets bald (siehe England) wieder einem Sinken Platz macht.

Lebendgeborene auf 1000 der Bevölkerung.

Deutschland		England		U. S. A.		
				Gesamtbevölkerung	Weiße	Nichtweiße
1841—1850	37,6		32,6	1915 25,0	25,1	18,4
1871—1880	40,7		35,4	1925 21,3	21,0	25,4
1901—1910	34,1		27,2	1935 16,9	16,5	20,6
1921—1925	12,1	1921—1930	18,3	1945 19,6	19,2	23,3
1931	16,0	1931—1935	15,0	1947 25,8	25,5	28,2
1937	18,8	1939	14,8			
1939	20,4	1944	17,7			
1943	14,9	1947	20,5			
1949	16,6	1948	17,8			

Die politischen Folgen in bezug auf die Bevölkerung Westeuropas hat F. BURGDÖRFER (Aufbau und Bewegung der Bevölkerung, Statistisch-Medizinische Abhandlungen, Heft 8, 1935) in der folgenden Tabelle aufgezeigt:

Millionen:	Germanen	Romanen	Slawen
1810	59 (31,6%)	63 (33,4%)	65 (34,7%)
1930	149 (30,0%)	121 (24,4%)	226 (45,6%)

Unter Germanen faßt er Deutsche, Engländer, Holländer, Skandinavier zusammen. 1968 würden die Slawen 50,8% der europäischen Bevölkerung bilden, die Germanen 26,9%.

Die verringerte Geburtenhäufigkeit verschiebt auch den Altersaufbau der Bevölkerung, dasselbe tut auch die verringerte Sterblichkeit und die durch sie verursachte längere Lebensdauer und erhöhte Zahl der Alten. Wir bringen darüber eine deutsche Tabelle, der wir eine englische Tabelle (Matters of Life and Death, Gen. Regist. Off. London 1948) anfügen.

Deutschland: männliche und weibliche Bevölkerung in Prozenten.

	1910	1933	1946*
Unter 14 Jahren	31,8	23,0	23,3
14—65 Jahre	63,3	70,0	67,8
65 und mehr Jahre	4,9	7,0	8,9

* Bundesrepublik Deutschland (Volkszählungsergebnisse)

*Für England: männliche und weibliche Bevölkerung,
Altersverteilung in Prozenten.*

	1841	1901	1947
Unter 14 Jahren	36,1	32,4	21,2
Von 14—65 Jahren	59,4	62,9	68,3
65 Jahre und darüber	4,5	4,7	10,5

Es sei dabei auch darauf hingewiesen, daß infolge des Zusammenwirkens von sinkender Geburtenzahl und Lebensverlängerung sich bisher noch keine stärkere wirtschaftliche Belastung, kein Sinken des Perzentsatzes der Erwerbsfähigen innerhalb der Bevölkerung ergeben hat.

Durch den Rückgang der Geburtenhäufigkeit, den Rückgang der Kinderzahl steigt der Wert des Kindes sowohl in den Augen der Gesamtheit und der Staatslenker als auch innerhalb der einzelnen Familien; und so finden Bestrebungen, das kindliche Leben zu erhalten, einen weiten Anklang. Die Sterblichkeit der Säuglinge war in der Zeit, da es deren so viele gab, ungeheuer hoch gewesen. In Württemberg und Bayern starben in manchen Jahren über ein Drittel der Neugeborenen im ersten Lebensjahr, in Österreich starb am Ende des vorigen Jahrhunderts jedes vierte, in Gesamtdeutschland jedes fünfte Kind im ersten Lebensjahr. Erscheint es nach den in Frankreich gemachten Erfahrungen kaum möglich, den Willen zur Kindererzeugung nennenswert zu erhöhen, so erscheint es dem Volkswirtschaftler, dem Arzte und vor allem jeder Mutter wünschenswert, das Geborene durch verbesserte Pflege zu erhalten.

Es haben zunächst viele Sachverständige, Ärzte und Statistiker das Problem der Säuglingssterblichkeit nach allen Richtungen studiert, und eine Unzahl von Veröffentlichungen liegen darüber vor. Wir bringen hier nur wenige Tabellen, die uns — weitere Ausführungen vorwegnehmend — den Verlauf der Säuglingssterblichkeit während der letzten Jahrzehnte zeigen und fügen auch die erhältlichen Daten über die Müttersterblichkeit — Sterblichkeit durch Schwangerschaft, Geburt und Wochenbett — bei.

Säuglingssterblichkeit (auf 100 Lebendgeborene).

Deutschland		England		U.S.A. Gesamtbevölkerung	Weiße	Nichtweiße	Stadt New York	
1871—1880	23,4	1871—1880	14,9	1915 9,99	9,86	18,12	1900—1909	12,0
1901—1905	19,9	1901—1910	12,8	1925 7,17	6,83	11,08	1910—1919	9,7
1921—1925	12,2	1921—1930	7,2	1935 5,57	5,19	8,32	1920—1929	6,8
1936	6,6	1940	5,7	1945 3,83	3,56	5,70	1930—1939	4,9
1941	6,3	1944	4,5				1944	3,1
		1946	4,3				1948	2,6

Müttersterblichkeit auf 1000 Geburten

England		Stadt New York	
1931	3,43	1931	6,0
1935	3,41	1935	5,2
1940	2,24	1940	2,9
1948	0,86	1948	1,0

Nach den Internationalen Übersichten betrug die Müttersterblichkeit in Deutschland 1932 5,12. Neuere Daten liegen nicht vor.

Vor allem wird die Säuglingssterblichkeit beeinflußt von Ehelichkeit und Unehelichkeit und von der Vermögenslage. In früheren Jahren bestand ein „Sommergipfel", wie er an vielen Orten, u. a. auch von SCHLOSSMANN in Düsseldorf, festgestellt wurde.

Dieser „Sommergipfel" der Säuglingssterblichkeit betrug in früheren Jahren in heißen Hochsommern bis zum Vierfachen der im Frühling beobachteten und war verursacht durch Verdauungsstörungen infolge Zersetzung der für Säuglingsernährung bestimmten Milch in den überhitzten Wohnungen. Ein sehr viel niedrigerer Wintergipfel, verursacht durch Erkältungskrankheiten, wurde ebenfalls mancherorts beobachtet. Die Erkenntnis der damals wichtigsten Quelle der Säuglingssterblichkeit verdanken wir BOEKH, dem Statistiker der Stadt Berlin: von je 1000 Säuglingen starben 1885/86 im Durchschnitt der ersten 11 Lebensmonate vor Erreichung des nächsten Lebensmonats:

von ausschließlich an der Mutterbrust Genährten 8,4,

von ausschließlich mit Tiermilch Genährten 54,1.

Daß die künstliche Ernährung gerade bei der armen Bevölkerung sich ungünstig auswirkt, haben MARIE BAUM 1909, SEUTEMANN 1913 dargelegt; nach dem letzteren war in Hannover die Sterblichkeit der Flaschenkinder bei Jahreseinkommen über 1800 Mark 18,9, unter 1800 Mark 33,6.

Gerade bei der Säuglingssterblichkeit kann kein Zweifel darüber bestehen, daß ihr Sinken vor allem durch die bessere Pflege der Säuglinge herbeigeführt wurde. Daß diese Pflege eine bessere wurde, dazu hat die Belehrung der Mütter, die Erziehung derselben, die Raterteilung in Mütterberatungs- und Säuglingsfürsorgestellen sehr vieles beigetragen.

Die Schaffung einer offenen Säuglingsfürsorge und Mütterberatung ging von dem Lande, in dem der Geburtenrückgang sich zuerst geltend machte, von Frankreich, aus. BUDIN (Paris) gliederte seiner Entbindungsanstalt 1892 eine Beratungsstelle an; den Müttern sollte die Notwendigkeit des Selbststillens klargemacht und, wo das Selbststillen nicht möglich war, einwandfreie Kindermilch gegeben werden (zitiert nach ENGEL und BEHREND, Handbuch der sozialen Hygiene, Bd. IV). Gleichzeitig

mit Budin gründete der Pariser Kinderarzt Variot eine Milchabgabe-
stelle. 1907 gab es in Paris 15, in Frankreich 100 solche „Gouttes de lait".

2. Deutschland.

In Deutschland wurde 1905 die erste deutsche Säuglingsberatungs-
stelle von Tugendreich in Berlin gegründet. 1907 gab es in Deutschland
bereits 73 solche Stellen und 17 Milchküchen, 1910 bereits 303 Säuglingsfürsorgestellen. Es waren zunächst vor allem Vereine, die solche Fürsorgestellen ins Leben riefen — so der „Verein für Säuglingsfürsorge"
in Düsseldorf unter Leitung von A. Schlossmann, Marie Baum, Gu-
dula Kall. Glaubte man anfangs, daß als der Fürsorge bedürftig jene
Säuglinge angesehen werden sollen, „denen von ihren Angehörigen
während des ganzen ersten Lebensjahres eine hygienischen Mindestforderungen entsprechende Existenz nicht dauernd gewährleistet werden
kann" (Tugendreich-Rott, Engel-Behrend), so ging man bald weiter
und wollte (Weinberg) alle Kinder einbegreifen, „deren Eltern den
gesundheitlichen Mindestforderungen durchaus genügen können und
auch nach ihren wirtschaftlichen Verhältnissen könnten, aber wegen
ihrer ungenügenden Vorbildung auf diesem Gebiete dazu nicht in der
Lage sind." Aber schon zu der Zeit, da dies geschrieben wurde (Mitte
der zwanziger Jahre), ging man vielfach darüber hinaus. Es wurde das
Ziel der Fürsorgestelle, insbesondere der Säuglingsfürsorgestelle, vollkommen den Charakter einer Einrichtung für Arme oder für Unbemittelte zu verlieren und zu einer hygienischen Beratungsstelle für die
Gesamtbevölkerung zu werden. Das Streben ging dahin, daß *jeder*
Säugling von der Fürsorge erfaßt, in regelmäßigen Intervallen zur
hygienischen Kontrolle und Beratung in die Fürsorge gebracht oder von
der Fürsorge aufgesucht werde. Mir sind Kreise bekannt, in denen die
Frau des höchsten Kreisbeamten mit ihrem Säugling ebenfalls in der
Fürsorgestelle erschien. Eine Grenze halten diese Fürsorgestellen ein:
Sie beschränken sich auf hygienische Ratschläge in bezug auf Wartung
und Ernährung, vermeiden jedes therapeutische Eingreifen, um durch
Einhaltung dieser Grenze eine gute Zusammenarbeit mit dem praktischen
Arzt zu erreichen. Die Säuglingsfürsorgestellen wurden zum Zentrum
hygienischer Belehrung über Säuglings- und Mütterpflege für die gesamte
Bevölkerung ihrer Bezirke. Natürlich brauchten sie, um ihre Aufgabe
voll erfüllen zu können, entsprechend geschulte Ärzte und gut ausgebildete Hilfskräfte, gut ausgebildete Fürsorgerinnen.

Für die Ausbildung von für solche Tätigkeit, überhaupt für die gesamte
Gesundheitsfürsorge geeigneten Kreis- und Kommunalärzten, wurden
in Preußen vom Ministerium für Volkswohlfahrt die „Sozialhygienischen
Akademien" (nach den Plänen A. Gottsteins) geschaffen und deren
Besuch für die Kreisarztanwärter obligatorisch gemacht (1920).

Auch für die Fürsorgerinnen, die ursprünglich aus geeigneten und für diese Art Tätigkeit interessierten Krankenpflegerinnen hervorgingen, wurden Ausbildungsstätten geschaffen, z. B. die Niederrheinische Frauenakademie in Düsseldorf, und Bestimmungen über die „Staatliche Prüfung als Wohlfahrtspflegerin" erlassen (1922). Es werden unterschieden: Gesundheitsfürsorge, Jugendwohlfahrtspflege, allgemeine und wirtschaftiche Wohlfahrtspflege. Für die Gesundheitsfürsorge bildet die staatliche Prüfung als Kranken- oder Säuglingspflegerin und danach der zweijährige Besuch einer staatlich anerkannten Wohlfahrtsschule Voraussetzung für Zulassung zur Prüfung.

Im Jahre 1933 bestanden in Preußen 2676 Säuglingsfürsorgestellen, die von 612 Fachärzten und 2064 nicht spezialfachlich vorgebildeten Ärzten geleitet wurden. Insgesamt wurden durch Säuglingsfürsorgestellen in Berlin 89%, in den Großstädten 78,2%, in andern Stadtkreisen 79,52%, selbst in Landkreisen ohne Städte 62,3% der Säuglinge erfaßt. Der weitaus überwiegende Teil wurde in großen Städten dadurch erfaßt, daß die Säuglinge in die Fürsorgestelle gebracht wurden (66,2%), was in rein agrarischen Landkreisen nur bei 17,0% der Fall war, aber in den letzteren wurden weitere 45,6% durch Hausbesuche der Fürsorgerinnen erfaßt. Insgesamt sind in diesem Jahre in Preußen durch Fürsorge 390 235 Säuglinge erfaßt worden. Erwähnt sei noch, daß auch weiterhin in einer Reihe von Erlässen des Reichsministeriums des Innern die Notwendigkeit intensiver Säuglingsfürsorge betont wurde, so durch Erlaß vom 3. Juli 1935, der die Notwendigkeit der Schulung der Mütter betont, schließlich die 3 Erlässe des Jahres 1944 über Bekämpfung der Säuglingssterblichkeit, Betreuung der Wöchnerinnen nach ihrer Entlassung aus der Klinik und den Unterhalt unehelicher Kinder, insbesondere von zum Kriegsdienst Eingerückten.

Wesentlich zur Durchführung des Selbststillens und einer zweckmäßigen Säuglingspflege trugen die Bestimmungen der Reichsgewerbeordnung und der Reichsversicherungsordnung bei. Schon die Reichsgewerbeordnung vom 17. Juli 1878 bestimmt, daß in Betrieben mit mehr als 10 Arbeitern eine Wöchnerin in den ersten 3 Wochen nach der Entbindung nicht beschäftigt werden darf. Diese Frist wurde 1891 auf 4 Wochen ausgedehnt, 1918 wurde das Beschäftigungsverbot auf 8 Wochen — von denen mindestens 6 auf die Zeit nach der Entbindung fallen müssen — erweitert. Die Gesetze vom 16. Juli und 29. Oktober 1927 dehnten diese Schutzbestimmungen auf alle krankenversicherten Arbeiterinnen aus und gaben der Schwangeren das Recht, die Arbeit schon 6 Wochen vor der Entbindung niederzulegen. Hand in Hand mit diesen Bestimmungen gehen die über die Krankenversicherung, die während der gesetzlich vorgeschriebenen Ruhezeit der Frau Unterstützung in der Höhe des Krankengeldes sichern. Die Reichsversicherungsordnung 1914 gab den Krankenkassen das Recht, für die Entbindung Arzt und Hebammenhilfe zu gewähren und den Selbststillenden ein *Stillgeld* in der Höhe des halben Krankengeldes bis zu 12 Wochen zu geben. Die während des ersten Weltkrieges erschienene Bundesratsverordnung über die „Reichswochenhilfe" gewährte die erwähnte Hilfe allen Ehefrauen von Kriegsteilnehmern. Das Reichsgesetz vom 26. September 1919 machte die Leistungen der Reichswochenhilfe zur Regelleistung der Krankenkasse, wobei die Kosten dieser Leistungen für unversicherte Ehefrauen vom Reich getragen wurden. Nach dem Gesetz vom 9. Juni 1922 erhielt dieselbe Wochenhilfe wie die Versicherte auch die Ehefrau, Tochter, Pflegetochter des Versicherten, die mit ihm in häuslicher Gemeinschaft leben, ohne selbst versichert zu sein. Dabei beträgt das Wochengeld für diese nicht versicherten Familienmitglieder täglich 50 Pfennig, das Stillgeld 25 Pfennig täglich. Die Verordnung zur Reichsversicherungsordnung vom 31. Juli 1924 erweitert die Beistellung von ärztlicher und Hebammenhilfe auch auf Schwangerschaftsbeschwerden, das Wochengeld auf 4 Wochen vor, 6 Wochen nach der Entbindung und gewährt Beiträge für sonstige Ausgaben bei Entbindung und Schwangerschaft.

Alle diese Bestimmungen haben die wirtschaftliche Grundlage für die Mutter geschaffen, sich während der ersten Monate ihrem Kinde zu widmen. Eine im Rheinland vorgenommene insgesamt rund 3000 Frauen umfassende Erhebung zeigte, daß von der 6. Woche an die Sterblichkeit der Kinder jener Mütter, die zu dieser Zeit zur Arbeit zurückkehren, eine weit größere ist als die jener, deren Mütter nicht zur Arbeit zurückkehren.

Der bedeutende Umfang, den die Mütter- und Säuglingsfürsorge sehr bald annahm, führte schon frühzeitig zur Gründung von Zentralstellen. 1909 wurde die „Deutsche Vereinigung für Säuglingsschutz" geschaffen, die ihrerseits Landeszentralen für die einzelnen Länder und für die preußischen Provinzen ins Leben rief. Bald zeigte sich auch, daß diese aus privater Initiative hervorgegangenen Fürsorgestellen einer breiteren Grundlage bedürfen, um die notwendige weiteste Verbreitung und Einheitlichkeit zu erhalten. Schon 1910 schreibt TUGENDREICH, daß örtliche Zentralstellen der gesamten Fürsorge notwendig seien, damit „Zweckmäßigkeit in dem Fürsorgechaos Platz greift" und betont, daß immer klarer zutage tritt, daß als Träger die staatlichen und die großen kommunalen Verbände berufen sind.

Die Stadt- und Kreisverwaltungen waren die geeignetsten Stellen für Ausbau und Zusammenfassung der Gesundheitsfürsorge. In den preußischen Kreisen hatte schon das Gesetz über die Dienststellung des Kreisarztes und die Bildung von Gesundheitskommissionen (1899) gewisse Grundlagen geschaffen. Der Kreisarzt hat für die Durchführung

der Gesundheitsgesetzgebung zu sorgen, hat Aufsicht über Krankenhäuser, Schulen, Märkte usw. Aber die in größeren Städten immer
wachsenden Aufgaben, insbesondere der Gesundheitsfürsorge, drängten
dazu, daß die Städte entweder den Kreisarzt — wenn er über genügend
Zeit verfügte und persönlich dazu geeignet schien — zu diesen Aufgaben
heranzogen, oder sie eigenen Ärzten, Stadt- oder Kommunalärzten
anvertrauten.

Dann hat das Reichsgesetz für Jugendwohlfahrt vom 9. Juli 1922
den Städten und Kreisen die Errichtung von Jugendämtern empfohlen,
die als freiwillige Aufgabe auch Mütter-, Säuglings- und Kinderschutz
übernehmen können. Die Verordnung über Fürsorgepflicht vom Jahre
1924 beabsichtigte, die Wohlfahrtsämter weiterzuentwickeln, und in
der preußischen Ausführungsverordnung heißt es, daß die Fürsorgestellen Mittelpunkt der öffentlichen Wohlfahrtspflege und zugleich
Bindeglied zwischen öffentlicher und freier Wohlfahrtspflege sein sollen.
Wenn dem Wohlfahrtsamt auch vor allem wirtschaftliche Fürsorge
obliegt und es ein Gegenstand von Auseinandersetzungen sein kann, ob
das Jugendamt, das Wohlfahrtsamt oder das Gesundheitsamt in der
Gesundheitsfürsorge führend sein soll, so sind durch diese Einrichtungen
jedenfalls weitere Grundlagen für die Tätigkeit öffentlicher Stellen auf
diesem Gebiete gegeben worden. Wie weit die Tuberkulosefürsorgestelle
heute in öffentlichen Händen liegt, wurde oben dargelegt.

Drängt — wie oben gezeigt — die Entwicklung jedes einzelnen Zweiges
der Gesundheitsfürsorge dahin, immer mehr eine Aufgabe der öffentlichen Verwaltung zu werden, so, drängen einerseits sachliche und
verwaltungstechnische Gründe, z. B. das Vorkommen mehrerer der Fürsorge Bedürftigen (z. B. eines Tuberkulösen und eines Säuglings) in einer
Familie oder in benachbarten Häusern, zu einer Vereinheitlichung der
gesamten Gesundheitsfürsorge. F. KLOSE, der darüber ausführlich
schreibt (Der öffentliche Gesundheitsdienst 1, 937, 1936), bringt Beispiele, wie häufig in derselben Familie verschiedene Fürsorgetätigkeit
notwendig ist: unter 466 Familien, die der Säuglingsfürsorge bekannt
wurden, befanden sich 119, die Maßnahmen auch auf andern Gebieten
der Gesundheitsfürsorge nötig hatten, 243, die der wirtschaftlichen
Fürsorge bedurften; unter 772 Fällen von Schulkinderfürsorge benö-
tigten 325 auch andere Gesundheitsfürsorge, unter 794 der Tuberkulosefürsorge Bedürftigen 422.

Eine Umfrage von KRACHT (1941) ergab (FISCHER DEFOY, Öffentlicher Gesundheitsdienst 8, 182, 1942), daß von 63 deutschen Städten
nur 10 eine ausgesprochen spezialisierte Fürsorge hatten, 36 eine
uneingeschränkt allgemeine Fürsorge, während bei den andern
einzelne Zweige abgetrennt sind und noch keine volle Vereinheitlichung besteht.

Die Zusammenfassung der Gesundheitsfürsorge mit dem kreisärztlichen Dienst erfolgte durch das Gesetz zur Vereinheitlichung des Gesundheitswesens vom 3. Juli 1934, das die Errichtung von staatlichen Gesundheitsämtern am Sitz der unteren Verwaltungsbehörden anordnete. Diese Gesundheitsämter stehen als der Mittelpunkt des öffentlichen Gesundheitsdienstes selbständig neben den Kreisämtern, auch dem Kreiswohlfahrtsamt. Zu ihren Aufgaben gehört die Errichtung und Erhaltung von Fürsorge- und Beratungsstellen; sie haben dabei mit allen andern Stellen eng zusammenzuarbeiten, von anderer Seite eingerichtete Fürsorgestellen müssen nach den von ihnen gegebenen Richtlinien arbeiten. Das Gesundheitsamt behandelt nicht, es führt nur gesundheitliche Für- und Vorsorge durch, es macht Ermittlungen und schlägt Maßnahmen vor, die von der Wohlfahrtsbehörde und den übrigen Verpflichteten ausgeführt werden sollen. Es sollen auch die gesamten Fürsorgezweige von demselben Fürsorger (Fürsorgerin) durchgeführt werden.

Durch dieses Gesetz war die gesamte Fürsorge vereinheitlicht bzw. deren Leitung in jedem Bezirk in die Hände des staatlichen Amtsarztes gelegt. Zusammenarbeit mit den andern Stellen war ihm aufgetragen.

*

So wie denen, die sich um Bekämpfung der Tuberkulose bemühten, bald klar wurde, daß sie mit der Heilstättenbehandlung nur einen Akt des Tuberkuloseproblems erfaßten, so wurde bald erkannt, daß die Säuglingsfürsorge nur einen Abschnitt des Mütter- und Kindheitsproblems in Betracht ziehe, daß auch. Fürsorge für Schwangere und für Klein- und Schulkinder notwendig sei.

Den ersten Schritt zum Schwangerschaftsschutz tat die Novelle zur Krankenversicherung 1908; die Reichswochenhilfe von 1914 gewährte ärztliche Behandlung und Medikamente für Schwangerschaftsbeschwerden. Das Gesetz zur Abänderung der Reichsversicherungsordnung vom 9. Juli 1926 gewährt ein Wochengeld für die letzten 4 Wochen, eventuell 6 Wochen vor der Entbindung neben eventuellen Sachleistungen. § 205a, 3: „Die Satzung oder die oberste Landesbehörde kann bestimmen, daß die Kasse bei Zahlung des Stillgeldes auf den Wert der regelmäßigen Inanspruchnahme von Mütterberatungsstellen, Säuglingsfürsorgestellen oder gleichartige Einrichtungen hinweise." Über Wöchnerinnenhilfe und „Stillgeld" wurde oben berichtet.

All dies erhalten — wie bereits erwähnt — nicht nur Wöchnerinnen, die selbst eine entsprechende Zeit vor der Niederkunft versichert waren, sondern auch die Ehefrau, Töchter, Stief- und Pflegetöchter von Versicherten.

Im Jahre 1933 gab es in Preußen 129 Schwangeren- und Wöchnerinnenberatungsstellen, in denen 43547 Schwangere ärztlich untersucht wurden.

Die Beratungsstellen sind vor allem in Großstädten (73), wenige (38) in Landkreisen.

Diese geringe Verbreitung der Schwangeren- und Wöchnerinnenberatungsstellen ist wohl darauf zurückzuführen, daß die Krankenversicherung allen versicherten Frauen und allen Familienangehörigen versicherter Männer solche Beratung zur Verfügung stellte; vielleicht aber vor allem darauf, daß die Säuglingsfürsorgestellen einen Teil dieser Aufgaben durchführten, ohne dies in ihrer Bezeichnung besonders zu bemerken.

Um bei Inanspruchnahme von Leistungen der Krankenversicherung für Schwangerschaft und Wochenbett deren Geheimhaltung zu gewährleisten, wurde durch Runderlaß des Reichsarbeitsministers vom 18. November 1941 eine Zentralstelle in Berlin geschaffen, von der alle gesetzlichen Leistungen bei strengster Wahrung des Geheimnisses und, ohne daß der Versicherungsträger und seine Angestellten etwas erfahren, erhalten werden können.

Ein Gesetz zum Schutze gewerblich tätiger Mütter vom 17. Mai 1942 erhöht den Schwangeren- und Wöchnerinnenschutz. Die Arbeitsruhe bei stillenden Müttern kann auf 8, eventuell auch 12 Wochen verlängert werden, Stillpausen müssen auf Verlangen gewährt werden.

Die natürliche Fortsetzung der Säuglingsfürsorge ist die für das Kleinkind, und beginnend 1910 oder noch früher hat eine immer wachsende Zahl von Säuglingsfürsorgestellen die gesundheitliche Überwachung und Beratung des Kleinkindes in ihr Tätigkeitsgebiet einbezogen. 1923 hatte dies schon mehr als die Hälfte der Säuglingsfürsorgestellen getan, und diese Entwicklung ist weiter fortgeschritten.

Erwähnt sei noch, daß die „Kinderbeihilfenverordnung" vom 9. Dezember 1940 bestimmte, daß jeder deutsche Haushaltungsvorstand für das dritte und jedes weitere minderjährige Kind seines Haushaltes eine monatliche Beihilfe von 10 Reichsmark erhält.

3. England.

HARDY WICKWAR führt in seinen „Public Services" 1938 aus, daß es im 19. Jahrhundert Aufgabe der lokalen Körperschaften gewesen ist, Wasserversorgung, Kanalisierung, Eisenbahn, Transportmittel zu organisieren. Jetzt hat die soziale Fürsorge den Platz eingenommen, den früher die Sorge für diese Einrichtungen einnahm. „Ohne die materiellen Fortschritte des 19. Jahrhunderts wäre die heutige soziale Fürsorge undenkbar; ohne die soziale Fürsorge von morgen wäre die schlechte Verteilung der materiellen Güter, die im 19. Jahrhundert entstand, unerträglich."

Seit 1835 ist England das Land der „örtlichen Selbstverwaltung", in dem der Einfluß der Zentralregierung wechselnd stark war, aber im ganzen erwies sich für die örtliche Stelle immer die Notwendigkeit einer Übereinstimmung und Zusammenarbeit mit der Zentralstelle, von der auch reichlich Geldunterstützung gegeben wird. Jede solche Unterstützung ist verbunden mit gewissen Richtlinien und einer Kontrolle von seiten der Zentralregierung. Die Tätigkeit dieser lokalen Stellen auf dem Gebiet der Gesundheitspflege wuchs dauernd. 1884 waren die Gesamtausgaben aller örtlichen Amtsstellen 54 Millionen Pfund, darunter ein Zuschuß der Zentralregierung von 12,4%; 1932 betrugen die Gesamtausgaben 500 Millionen Pfund, wobei rund die Hälfte aus Zuschüssen der Zentralregierung stammte.

Die Fürsorge für Schwangere, Mütter und Säuglinge ging am Beginn dieses Jahrhunderts zunächst von privaten Organisationen aus; die ersten Regierungsgelder waren für Belehrung der Mütter bestimmt. Das Gesetz über Anzeige der Geburten 1907 gab den Ortsbehörden das Recht anzuordnen, daß jede Geburt außer an die Registrierstelle auch an den Amtsarzt gemeldet werden muß. Das Gesetz vom 29. Juli 1915 verordnete diese Anzeigepflicht für das ganze Land und verwies die örtlichen Behörden darauf, daß sie nach den geltenden Gesetzen das Recht haben, für Zwecke der Fürsorge für Schwangere, stillende Mütter, Säuglinge, Klein- und Schulkinder Ausgaben zu machen, und daß sie dabei von Komitees unterstützt werden können; auch können sie für solche Zwecke staatliche Zuschüsse erhalten. Das Gesetz vom 8. August 1918 forderte die Ortsbehörden auf, für die Gesundheit der genannten Gruppen im Einvernehmen mit dem Zentralgesundheitsrat Vorkehrungen zu schaffen, Komitees für diese Zwecke einzusetzen oder diese Aufgaben bestehenden Komitees zu übertragen. Insbesondere sollen Ambulatorien für Schwangere und Wöchnerinnen, Säuglingsfürsorgestellen und Kindergärten geschaffen, für Hausbesuche durch Fürsorgerinnen und für Hebammenhilfe soll gesorgt werden. Das Ministerium gibt den örtlichen Behörden geldliche Zuwendungen, es wurde aber erwartet, daß die Mütter nach ihren Kräften zu den Kosten der Einrichtungen beitragen.

Was die besondere Sorge für Schwangere anbelangt, so war auf Anregung J. W. BALLANTYNES 1901 in einem Krankenhaus in Edinburgh ein Bett für abnorme Schwangerschaften bestimmt worden. 1915 wurde dort eine Ambulanz für Schwangere eröffnet. 1935 suchten in London 73% der Schwangeren die Schwangerschaftsberatung auf,

in den County boroughs of England 63%
in den Counties of England 17%
in Scotland and Wales . . . . 35 bzw. 36%

Der Maternity Services (Scotland) Act 1937 schreibt vor, daß die unter diesen Act fallenden Frauen mindestens dreimal während der

Schwangerschaft ärztlich untersucht werden müssen. Die Vornahme dieser Untersuchungen ist dem praktischen Arzt vorgeschrieben.

1942 waren in England 75,9% der entbindenden Frauen schon in Schwangerenfürsorge gewesen. Ende 1944 gab es in England:

1941 Schwangerenberatungsstellen,
427 Wöchnerinnenberatungsstellen,

häufig üben auch Schwangerenberatungsstellen die Kontrolle von Mutter und Kind nach der Entbindung aus. Dieser starke Besuch der Schwangeren- und Wöchnerinnenberatungen — im Gegensatz zu Deutschland — erklärt sich wohl dadurch, daß die englische Krankenversicherung zu dieser Zeit für Schwangerschaft, Entbindung, Wochenbett, keinerlei Beratung oder Behandlung gab, nur durch einen Geldbetrag zu den Entbindungskosten beitrug.

In den Kriegsjahren lenkte der Minister die Aufmerksamkeit auch auf die Notwendigkeit, für Frühgeburten entsprechend Vorsorge zu treffen und Einrichtungen zu schaffen. 50% der Todesfälle von Neugeborenen ereignen sich unter Frühgeburten.

Der Jahresbericht des Gesundheitsministers für das am 31. III. 1949 endende Jahr bringt Studien zu dieser Frage, die in Birmingham und New Castle-upon-Tyne angestellt worden sind.

Gemeinsam mit der Schwangeren- und Wöchnerinnenfürsorge entwickelte sich meist die Säuglingsfürsorge. Die Mütter- und Säuglingsfürsorgestellen vermehrten sich rasch. Es waren solche Fürsorgestellen vorhanden:

	Von Behörden erhalten	Von Vereinen erhalten	Zusammen
1916	396	446	842
1920	1061	393	1754
1927/28	1561	870	2431
1936	2550	818	3368
1944			3932

Im Jahre 1935 gaben in England 406 von Behörden unterhaltene Mütter- und Kinderfürsorgestellen an Schwangere und stillende Mütter entweder kostenlos oder unter dem Kostenpreis Milch ab. Es wurden so jährlich ungefähr 32 Millionen Liter Milch abgegeben. 1936 wurden in England und Wales 59% der Säuglinge von den „Health visitors" besucht. In den Fürsorgestellen waren außer den Ärzten und Pflegerinnen auch „Health visitors" angestellt, die Mütter, Säuglinge und Kinder bis zum Alter von 5 Jahren, also bis das Kind in die Schule geht, in den Wohnungen zu besuchen haben. Sie machten 1944 bei 715 279 Kindern unter einem Jahr (d. i. bei 96% der Lebendgeborenen) Besuche und 4 483 013 Besuche bei Kindern zwischen 1—5 Jahren. Mütter und Kinder erhalten Orangensaft und Leberprodukte, Schwangere Vitamin A- und C-Tabletten. Außer den Fürsorgestellen bestanden 1937 100 Tagesheime für Kleinkinder, die von 3550 Kindern besucht wurden, 1946 1300. Das Gesundheitsministerium zahlt 50%, die Ortsbehörden die übrigen 50% der Kosten. Aus den erwähnten großen Zahlen der Tagesheime für Vorschulpflichtige und der großen Zahl der bei Kindern in diesem Alter gemachten Hausbesuche erkennt man das Bestreben, jede Lücke in der Fürsorge zwischen Säuglings- und Schulalter zu vermeiden.

Der Erfolg dieser Bemühungen zeigt sich im Absinken der Sterblichkeit im Vorschulalter in England. Auf 1000 Lebende desselben Alters kamen Sterbefälle:

	1—2 jährige	2—3 jährige	3—4 jährige	4—5 jährige
1871	59	28	19	14
1931—1935	13,09	5,84	4,10	3,35
1944	4,57	2,56	2,15	1,80

4. U.S.A.

Die öffentliche Gesundheitsfürsorge tat ihren ersten großen Schritt in den U.S.A. durch Schaffung des „U.S. Children Bureau" (1909), das durch seine rastlose Propagandatätigkeit, durch von ihm immer wieder einberufene Konferenzen — so 1940 die von Präsident F. D. Roosevelt unter dem Motto: „Our Concern Every Child" (Jedes Kind ist unsere Angelegenheit) — Wesentliches tat, um das Interesse der Behörden und des Publikums auf die Kinderfürsorge zu lenken.

Der Shepard Towner Act ermöglichte dem Büro, 1921—1929 mit Bundesgeldern die Entwicklung örtlicher Schwangeren- und Kindergesundheitsfürsorge in ländlichen Gegenden zu unterstützen. 1925 waren in 30 Staaten Kommissionen mit dem Studium für Kinderwohlfahrtsgesetze beschäftigt, 1925—1945 kamen 11 weitere dazu.

Der Social Security Act 1935 gab dem Children Bureau jährlich 1½ Millionen Dollar für Zuwendungen an Staaten „zur Errichtung, Ausdehnung, Verstärkung von öffentlichen Diensten für Schutz und Sorge für heimlose, bedürftige, vernachlässigte und gefährdete Kinder", insbesondere in ländlichen Gebieten. Später wurde der Betrag auf 3,5 Millionen erhöht, 1939 auf 5,82 und durch Amendment von 1946 auf jährlich 11 Millionen, und außerdem wurden 7,5 Millionen für verkrüppelte Kinder, 3,5 Millionen für Kinderwohlfahrt bereitgestellt. Abgesehen von den Aufwendungen für Arztkosten für verkrüppelte Kinder wird kein Geld den Eltern selbst gegeben, sondern an staatliche Behörden, die es an die örtlichen Stellen weitergeben. Jeder Staat erhält 35 000 Dollar, der Rest wird nach der Geburtenziffer und den wirtschaftlichen Verhältnissen den einzelnen Staaten zugeteilt nach Billigung der von ihnen vorgelegten Pläne und Berichte durch das Children Bureau, das auch Überwachung der örtlichen Stellen durch die staatlichen Behörden verlangt.

Erwähnt sei, daß 1943—1947 das „Emergency Maternity and Infant Care Program" (Notprogramm für Mütter- und Säuglingshilfe), das für die Frauen und Säuglinge der 4 untersten militärischen Grade sorgte, 124,9 Millionen Dollar für 1 420 000 Frauen ausgab.

Nach einem Bericht des U. S. Children Bureau (zitiert nach Social Work Yearbook 1949) haben 1938—1945 von den 3050 counties der U. S. 1667 Bundeshilfe bekommen. Eine wachsende Zahl von Staaten trifft Vorkehrungen für eine vollständige Mutterschaftshilfe in bestimmten Gebieten, eine zunehmende Zahl sorgt dafür, daß Spezialisten in Geburtshilfe den praktischen Ärzten zur Beratung zur Verfügung stehen. Anfangs 1947 hatten 39 Staaten örtlichen Dienst für frühgeborene Kinder organisiert, 14 planten dasselbe, mehrere hatten diagnostische und Behandlungsstellen für Säuglinge und Vorschulkinder eingerichtet. Besondere Beachtung wird meist der „prenatal care", der Fürsorge für Schwangere und der Sorge für ihre geeignete Unterbringung zur Entbindung zugewendet. Kinderärztliche Beratung für kranke Säuglinge und Vorschulkinder wurden Unbemittelten in 22 Staaten zugänglich gemacht, in 12 Staaten für Schulkinder.

Der „HILL BURTON Act" 1946 hat den Zweck, durch Bundeshilfe den Staaten die Errichtung von Public Health Centers (Öffentliche Gesundheitszentralen) zu erleichtern; diese Einrichtungen werden definiert als bestimmt für Dienste „beigestellt von einer organisierten Gemeinschaft, um Krankheiten zu verhüten."

Es sollen nach dem Gesetz zunächst 3 Millionen für Erhebungen ausgegeben werden, dann durch 4 Jahre hindurch jährlich 75 Millionen Dollar für „non profit" Krankenhäuser und „Health Centren".

Schon das bisher Ausgeführte zeigt, daß begreiflicherweise keine Einheitlichkeit in den Einrichtungen der Gesundheitsfürsorge besteht. Sie sind verschieden nicht nur von Staat zu Staat, sondern auch von Distrikt zu Distrikt, was bei der Verschiedenheit kultureller und wirtschaftlicher Verhältnisse der einzelnen Staaten und Distrikte selbstverständlich ist. Genaue und verläßliche Berichte über eine größere Anzahl von Staaten und Städten zu bekommen wäre ungemein schwierig, und die Berichte, die man erhält, könnten keine allgemeinen Schlußfolgerungen gestatten. Auch würde die Trennung der Gesundheitsfürsorge von den andern Einrichtungen des öffentlichen Gesundheitsdienstes schwierig sein, da die Schaffung beider Einrichtungen häufig gleichzeitig erfolgte; doch ist der allgemeine Eindruck, daß sich die Entwicklung von allgemeinem Gesundheitsdienst und Gesundheitsfürsorge, insbesondere für Säuglinge, in gutem Fortschreiten befindet.

Einen Überblick über die auf dem Gebiete der Säuglings-, Kleinkinder- und Schulkinderfürsorge bestehenden Einrichtungen geben die auf Veranlassung der American Academy of Pediatrics 1946/47 vorgenommenen Erhebungen, die sich auf ganz U.S.A. erstrecken (Supplement to Child Health Services and Pediatric Education, New York 1949). Sie waren vor allem von Angestellten des Children's Bureau und des U. S. Public Health Service durchgeführt worden.

U.S.A. hat 14 Millionen Kinder unter 5 Jahren, 22 Millionen im Alter von 5—14 Jahren. Von 1000 Kindern unter 5 Jahren suchten 62,3 Fürsorgestellen (Well-child conference sessions) auf, und zwar in den größten Städten 118,1 Kinder (davon 94,0 von öffentlichen Stellen erhaltene, 24,1 von Wohlfahrtsorganisationen erhaltene Fürsorgestellen) bis herab zu 26,7 — in den isolierten Landgebieten (darunter 0,3 von Wohlfahrtsorganisationen erhaltene Stellen). 31,3% der Kinder unter 5 Jahren (4,3 Millionen) lebten in counties (Kreisen), in denen eine solche Fürsorgestelle überhaupt nicht bestand. Während in einigen Neu-England-Staaten (Ostküste) es keinen einzigen Kreis ohne Fürsorgestelle gab, lebten in Jowa 80,5%, in Wyoming 95% der Kinder in Kreisen ohne Fürsorgestelle.

Von den bestehenden derartigen Wohlfahrtseinrichtungen haben 97,2% einen in das Heim des Kindes nachgehenden Fürsorgedienst, und zwar ist dieser Dienst ebenso häufig in Städten wie auf dem Lande und in von öffentlichen wie privaten Organisationen erhaltenen Fürsorgestellen. In vielen dieser Stellen wird routinemäßig gegen bestimmte Infektionskrankheiten immunisiert, und zwar von den diese Fürsorgestellen aufsuchenden Kindern rund 40% gegen Blattern und Diphtherie, 33,3% gegen Keuchhusten. Doch ist die Gesamtzahl der jährlich immunisierten Kinder nicht groß: rund 55 von 1000 Kindern gegen Blattern und Diphtherie, 12,6 gegen Keuchhusten. Gegen Blattern schwankt die Zahl der jährlich Immunisierten offensichtlich entsprechend der Gefährdung: so im Staate Washington im Erhebungsjahr 1946/47 467,3, in Oregon 107,2, in New Hampshire 1,0 per mille.

Was die Ernährung der Säuglinge anbelangt, so ist in den Großstädten — vergleiche das unten über New York Gesagte — durch die Vorschrift, daß überhaupt nur pasteurisierte Milch auf den Markt gebracht werden darf, die künstliche Ernährung sehr weitgehend erleichtert, und die Gefahren, die sie mit sich bringt, sind verringert. Auch in manchen ländlichen Gegenden geht die Milch vom Erzeuger direkt in die Molkerei, wird dort pasteurisiert, und nur pasteurisierte Milch wird zum Verkauf gebracht. Das U.S. Children's Bureau macht Propaganda für Brusternährung und hebt in seinen beratenden Schriften, so in „Infant Care", U.S. Children's Bureau Publication Nr. 8, 1945, die Vorzüge der Brusternährung für die Entwicklung des Kindes scharf hervor.

Es sei noch erwähnt, daß die Ausbildung der Public Health Nurses eine sehr gründliche ist.

Gründliche Schulbildung, eventuell ergänzt durch Besuch eines College, ist Vorbedingung. Dann folgt die Absolvierung einer anerkannten Krankenpflegeschule und besonderer Unterricht und Erfahrung in ansteckenden Krankheiten: Tuberkulose, Syphilis, Gonorrhoe; dann kann staatliche Registrierung erfolgen. Eine besondere weitere Ausbildung und ein Jahr praktische Arbeit als Public Health Nurse müssen jene haben, die an einer öffentlichen oder privaten Wohlfahrtsstelle selbständig tätig sind.

Die Public Health Nurses entsprechen den deutschen Gesundheitsfürsorgerinnen; ihr Wirkungskreis ist nach mancher Richtung weiter gesteckt, vielleicht vor allem deshalb, weil die American Medical Association manche Tätigkeit im öffentlichen Gesundheitsdienst (z. B. Schulgesundheitsdienst) lieber von einer Fürsorgerin als von einem beamteten Arzt (der vielleicht den Praktiker irgendwie verdrängen würde) durchgeführt sieht.

1877 waren von der New York City Mission zum ersten Male Hauspflegerinnen für Arme angestellt worden. Es folgten dann in den achtziger Jahren verschiedene andere Städte (Boston, Philadelphia), 1902 stellte New York die erste Schulfürsorgerin an. Die Columbia University in New York stellt als erste Universität (1910) ein Unterrichtsprogramm für Gesundheitsfürsorgerinnen auf. Die Gesundheitsfürsorgerinnen sind in der National Organisation for Public Health Nursing zusammengeschlossen. 1947 waren 21499 Public Health Nurses (Gesundheitsfürsorgerinnen) beschäftigt; über 6000 Wohlfahrtsstellen, darunter über 5000 aus Steuergeldern unterstützte, beschäftigten Gesundheitsfürsorgerinnen. Rund 2500 Stellen konnten aus Mangel an Bewerberinnen nicht besetzt werden.

Wir wollen hier noch als Beispiel die Verhältnisse in *New York City* kurz schildern, soweit dies noch nicht in den Abschnitten über Tuberkulose (S. 69) und Geschlechtskrankheiten (S. 98) geschehen ist. Sie sind zweifellos besser als in sehr vielen anderen Städten und werden diesen mehr oder weniger als Vorbild dienen. Anderseits muß betont werden, daß die Verhältnisse in New York besondere Schwierigkeiten darbieten. Sieben Zehntel der Bevölkerung sind entweder im Ausland geboren, oder von ihren Eltern kam ein Teil aus dem Ausland. Sie „haben sich noch nicht amalgamiert in dem großen Schmelzkessel; sie sprechen noch ihre Heimatsprache und leben meist in einem der vielen kulturell gleichartigen übervölkerten Gebiete, die wie Inseln durch die Großstadt verstreut sind." Manche sind noch in altem Aberglauben befangen. Die Fürsorgeschwester und die Kinderfürsorgestellen sind viel weiter entfernt von ihnen als der Angestellte der Apotheke und die „weise Frau" und für viele ist das Krankenhaus der Ort, wo das Volk hingeht, um zu sterben.

1938 hatten nur 26% der weißen Familienhäupter und nur 7% der Neger ein Jahreseinkommen über 2000 Dollar. So beschreibt DOROTHY B. NYSWANDER PH. B., die im Auftrag der New Yorker Erziehungsbehörde die Erhebungen über Schulgesundheitspflege machte, die Verhältnisse.

Über die Bevölkerungsvorgänge in der Stadt New York während der letzten 50 Jahre gibt folgende Tabelle Auskunft (s. auch Seite 102/3):

	Bevölkerung	Auf 1000 Einwohner		Säuglingssterblichkeit auf 1000 Lebendgeburten
		Lebendgeburten	Todesfälle	
1898	3 272 000	36,4	20,3	140
1920	5 684 000	23,4	12,9	85,4
1946	7 783 000	19,6*	10,1	27,8
1948	8 767 700	19,5	10,1	26,4

* Steigerung nach dem Kriege. Niedrigste Zahl zur Zeit der wirtschaftlichen Depression 1936 13,6.

Was die Ernährung der Säuglinge anbelangt, so ist Selbststillen sehr wenig gebräuchlich. Schon 1893 wurde von NATHAN STRAUSS die Abgabe von sterilisierter Milch an Unbemittelte eingerichtet, 1902 gab seine Organisation monatlich 250 000 Flaschen Milch ab. Seit 1912 darf in der Stadt New York nur pasteurisierte Milch zum Verkauf gebracht werden. Die Durchführung dieser Bestimmung wurde mit zunehmender Strenge überwacht. 1940 zeigten von 27 000 untersuchten Milchproben nur 1,3 % ungenügende Pasteurisierung. Die Ärzte und Pflegerinnen geben sich keine Mühe, die Frauen zum Selbststillen zu bestimmen. Der Säugling wird mittels der nach der „formula", der nach dem Alter wechselnden Verdünnung der pasteurisierten, eventuell auch evaporierten Milch, ernährt.

1933 wurde das erste „health center" geschaffen. 1937 hatten, wie bereits erwähnt, 20 von den 30 Bezirken der Stadt health centers, wovon 5 an Medical Schools (Medizinische Fakultäten der Universitäten) angeschlossen waren. Sie leisten alle für den Bezirk bestimmten Dienste in Säuglings- und Kinderfürsorge, Mütterfürsorge, Tuberkulosefürsorge, Sorge für Geschlechtskranke, Zahnpflege. 1937 waren 32% der Säuglinge und Vorschulkinder in den Fürsorgestellen registriert.

Im Jahre 1948 bestanden 71 städtische Kinderfürsorgestellen, zu denen noch einige von Vereinen erhaltene kommen.

Alle Fürsorgestellen sollen nur von solchen besucht werden, die nicht imstande sind, privatärztliche Beratung zu bezahlen. Es können aber auch Kranke und Krankheitsverdächtige von Privatärzten an diese Stellen gesendet werden zum Zwecke spezialärztlicher Beratung oder zur Durchführung bestimmter Untersuchungen —. Zu diesen Fürsorgestellen kommen noch einige von Vereinen erhaltene.

Über die Inanspruchnahme der einzelnen Abteilungen entnehmen wir einem Bericht des Bürgermeisters F. H. LA GUARDIA aus dem Jahre 1940:

Alle Abteilungen des Gesundheitsdepartements New York City erhielten 1940

	4687018	Besuche
darunter Mutterschaftsfürsorge	12776	,,
Kinderfürsorge	630228	,,
Zahnpflege	479792	,,
Geschlechtskrankheiten	579792	,,
Tuberkulose	189272	,,
Schuldienst, ärztliche Untersuchungen		
an Elementarschulen	118605	,,
an Berufsschulen	59699	,,
Anderes	2474547	,,

Da drei Viertel aller Todesfälle von Säuglingen im ersten Lebensmonat vorkamen, wendete man 1948 diesem Problem der Neugeborenensterblichkeit besondere Sorgfalt zu. Vereinfacht wird dies Problem dadurch, daß über 95% der Geburten in Krankenhäusern stattfinden. Es sind in einem Teil der Krankenhäuser Vorkehrungen für Pflege frühgeborener Kinder (Gewicht unter 2,5 kg) geschaffen worden und neuerdings rasche Transportgelegenheiten, um zu Hause oder in nicht entsprechend ausgerüsteten Krankenhäusern Frühgeborene in für Aufzucht Frühgeborener eingerichtete Anstalten zu bringen. Bundeshilfe stand dafür zur Verfügung.

Bemerkenswert ist die rasche Abnahme der Müttersterblichkeit (Sterblichkeit bei und kurz nach der Entbindung). Es kamen 1933 auf 1000 Lebendgeburten 6,4 Todesfälle von Müttern, 1948 nur einer. Daß jetzt fast alle Entbindungen in Anstalten erfolgen, wurde oben erwähnt.

VIII. Rachitis- und Diphteriebekämpfung.

Es gab eine Zeit, da ein wenig Rachitis für jedes Stadtkind fast das Normale war, aber etwas mehr Rachitis für jedes Kind der ärmeren Volksklassen. Man braucht sich nur die Bilder aus dem Beginn des Jahrhunderts anzusehen, die ZILLE und die Simplicissimuszeichner uns hinterlassen haben. Es war M. KASSOWITZ in Wien, der die Rachitis mit Phosphor und Lebertran, 0,01 phosphor 100,0 jecoris aselli, 2 Kaffeelöffel täglich, zu behandeln versuchte und dies Medikament in seinem Kinderambulatorium in großen Mengen, zum Teil unentgeltlich, abgab. Er hielt dabei auf Grund von Tierversuchen und Knochenstudien Phosphor für die wirksame Substanz. Mir scheint es nicht unwahrscheinlich, daß der Phosphor, mindestens zum Teil, aus der Lösung verdampfte und die Kinder nur Lebertran erhielten. Heute wissen wir, daß Entstehen und Vorkommen bzw. Fehlen der Rachitis bestimmt wird

1. durch die Menge und das Verhältnis von Ca und P in der Nahrung, 2. durch die Einnahme von antirachitischem Vitamin D, das u. a. in Lebertran und Eigelb enthalten ist, 3. durch Entstehung von Vitamin D durch Einwirkung ultravioletter Strahlen auf eine Substanz (Ergosterol), die in der Haut enthalten ist (vgl. H. Sherman, Food and Health, 1947). Vitamin D hat die Eigenschaft, Ca und P in der Art zu mobilisieren, daß eine normale Konzentration des Blutes hergestellt und so die Kalzifizierung des wachsenden Knochens ermöglicht wird. Diese Erkenntnis gibt uns die Erklärung für das Entstehen der Rachitis aus sozialen Ursachen: Der in schlecht durchlichteten, dunklen Räumen der Proletarierviertel aufwachsende Säugling bildet — insbesondere in den Wintermonaten — nicht das notwendige Vitamin D, hat es auch von der schlecht genährten Mutter weder intrauterin noch dann mit der Brustmilch erhalten. Durch Verabreichung von Lebertran, durch Verabreichung ultraviolett bestrahlter Milch oder Verabreichung (durchleuchteten) aktivierten Ergosterins, das unter dem Namen Vigantol in den Handel kommt, durch Krankenhäuser und Fürsorgestellen verteilt wird, ist die Rachitis fast zum Verschwinden gekommen. Betrug ihre Häufigkeit unter den Besuchern dieser Stellen in früherer Zeit in Frankfurt 75%, in Göttingen 70% und selbst noch im zweiten Jahrzehnt des Jahrhunderts um 50%, so ist sie durch diese Maßnahmen auf wenige Prozente gesunken. Das Reichsministerium des Innern empfahl während des Krieges mit Erlaß vom 30. November 1942 die Verabreichung von Vigantol, das sich im letzten Jahr bewährt hatte, in etwas größerer Dosis, täglich 10 Tropfen.

Dieselben Erfolge sind mit denselben Mitteln in England während des zweiten Weltkrieges erzielt worden, wo auf Weisung des Gesundheitsministeriums in den Fürsorgestellen auch Orangensaft und Lebertranpräparate (und den Schwangeren auch Vitamin A) gegeben wurde.

Erwähnt sei auch, daß die Diphtherieschutzimpfung und die therapeutische Impfung in allen Ländern die Zahl der Diphtherieerkrankungen und der Diphtherietodesfälle sehr stark herabgedrückt haben.

Es seien die folgenden Angaben gebracht:

Todesfälle an Diphtherie auf 100 000 Lebende.

Kinder unter 15 Jahren					
England		Deutschland		U. S. A.	
1851—1860	114,8	1892	118		
1901—1910	58,4	1900	39	1900	40,3
1944	9,2	1930	6,4	1945	1,2

In England waren 1946 60% aller Kinder unter 15 Jahren gegen Diphtherie immunisiert worden.

IX. Schulkinderfürsorge einschließlich Schulspeisungen.

1. Deutschland.

JOHANN PETER FRANK hat in seinem „System einer vollständigen medizinischen Polizei" 1780 neben der notwendigen Hygiene des Schulhauses auch die Notwendigkeit einer Hygiene des Unterrichts betont. Der Kreisarzt FALK, Berlin, verlangte 1868 besondere ärztliche Schulinspektoren. Starken Eindruck machten die „Untersuchungen der Augen von 10060 Schulkindern" durch den Breslauer Augenarzt HERMANN KOHN (1861), der nachwies, wie die Myopie, die in den Dorfschulen selten ist (1,4% der Schüler), in den Gymnasien sich bei 26,2% der Schüler findet, in den obersten Klassen gar bei 55,8%. Als eine der ersten Gemeinden führte Wiesbaden einen schulärztlichen Dienst ein und erließ 1897 eine Dienstanweisung, die dann durch das Preußische Ministerium den Gemeinden zur Nachahmung empfohlen wurde und mit manchen Abänderungen weitere Verbreitung fand (nach OEBBECKE, Handbuch der Sozialen Hygiene, Bd. 4). Diese Schulärzte haben die Kinder beim Schulantritt und dann in bestimmten, ein- oder mehrjährigen Zwischenräumen zu untersuchen. Wir verdanken diesen Untersuchungen eine Reihe wissenschaftlich und praktisch wertvoller Feststellungen. An anderen Orten erfolgt eine Untersuchung aller Schüler nur beim Eintritt in die Schule und beim Austritt aus derselben, während in der Zwischenzeit nur die sogenannten Überwachungsschüler, das sind jene, bei denen irgendeine Abnormalität oder sonst ein besonderer Grund vorliegt, schulärztlich untersucht werden. In seiner ursprünglichen Gestalt hatte das System eine Schwäche. Es begnügte sich damit, den Eltern die bei ihrem Kind gefundenen körperlichen Mängel mitzuteilen und, meist schriftlich, ihnen den Rat zu geben, das Kind entsprechend ärztlich behandeln zu lassen. Bald aber fand man, daß dieser Rat von den Eltern — sei es aus mangelndem Verständnis, vor allem aber aus wirtschaftlicher Unmöglichkeit — nicht befolgt wird. Man ging in Erweiterung des schulärztlichen Dienstes dazu über, „Schulschwestern" anzustellen, die nicht nur den Arzt bei den Untersuchungen zu unterstützen hatten, sondern auch durch Hausbesuche auf bessere Hygiene des Schulkindes hinwirken, dem Rat des Schularztes nach ärztlicher Behandlung Nachdruck verleihen sollten.

Die wenigen uns zugänglichen Zahlen, die etwas über die Durchführung der schulärztlich empfohlenen Behandlung aussagen, zeigen uns, daß 1913 in Lübeck 45% dieser Schulkinder unbehandelt blieben, in Breslau ungefähr zwei Drittel. Man versuchte, dem durch eine möglichst umfangreiche Tätigkeit der Schulfürsorgeschwestern entgegenzuwirken, die in wiederholten Hausbesuchen auf die Eltern einwirken sollten, und unter Umständen — insbesondere bei Erwerbstätigkeit der Mütter — es unternahmen, die Kinder zur Behandlungsstelle zu bringen. Der Einführung einer Behandlung der Schulkinder durch Schulärzte oder Schulpolikliniken standen verschiedene Bedenken und der Widerstand der ärztlichen Organisationen gegenüber. Es wurde aber doch in vielen Orten Vorsorge für Beistellung bestimmter Behelfe (insbesondere Brillen) getroffen, weiter Gelegenheit zu orthopädischem Turnen geschaffen, auch durch Abmachungen mit Polikliniken und Krankenanstalten für Behandlung der schulärztlich festgestellten Leiden Unbemittelter gesorgt. Eine weitere Lösung des Problems fand sich dadurch, daß die Krankenkassen immer mehr und mehr von dem ihnen durch die Reichsversicherungsordnung (1922) gegebenen Recht, auch die Behandlung von Familienangehörigen der Versicherten durchzuführen, Gebrauch machten, bis diese Behandlung durch Verordnung vom 29. VII. 1930 ihnen zur Pflicht gemacht wurde.

Die Ergebnisse schulärztlicher Untersuchungen führten auch zur Schaffung und weitgehendem Ausbau von Einrichtungen zur Kräftigung schwächlicher Schulkinder, Walderholungsstätten, Ferienheimen, Solbädern, Seehospizen.

An vielen Orten wurde die letzte Schularztuntersuchung bei Schulentlassung vorgenommen und diese Untersuchung zur Berufsberatung benutzt. In Stuttgart fanden sich dabei 1923 16,4% der Knaben, 30,8% der Mädchen für den erwählten Beruf ungeeignet. In Berlin wurden 1932 6,4% der Schulentlassenen berufsunfähig gefunden, während von den Schulanfängern 5,8% als noch nicht schulfähig zurückgestellt wurden.

Schon 1911 hatte J. KAUP Schulärzte für die Berufsschulen, d. i. für die Jugendlichen von 15—18 Jahren verlangt, aber es scheint, daß erst 1918 Berlin-Charlottenburg als erste Stadt einen solchen Schularzt, und zwar nebenamtlich, anstellte. Zu einer weiteren Verbreitung scheint es infolge der wirtschaftlich ungünstigen Zeiten nicht gekommen zu sein.

Über die Verbreitung schulärztlicher Tätigkeit in Preußen 1933 geben die folgenden Zahlen Auskunft. In den großen Städten waren bei 64,7% der Kleinkindergärten (2—5 Jahre alte Kinder) regelmäßige ärztliche Untersuchungen durchgeführt worden, in sonstigen Stadtkreisen bei 51,6%, in ländlichen Kreisen ohne Mittelstädte allerdings nur bei 21,6%. Es war in Preußen in 41,5% aller Schulen schulärztlicher Dienst eingeführt, in den Großstädten — außer Berlin — in 84,1%, in den Landkreisen ohne Mittelstädte, in 35,9%. Es waren in Preußen 2223 Schulärzte angestellt, davon 331 hauptamtlich — diese vor allem in den Großstädten (209). Die Zahl der Fürsorgerinnen und ähnlicher Kräfte betrug 3985, von denen in den Großstädten rund 70%, in den Landkreisen ohne Mittelstädte nur rund 16% ausgebildete Gesundheitsfürsorgerinnen waren. Von den deutschen Schulärzten seien hier KOTELMANN, der schon

1887 die Zeitschrift für Schulgesundheitspflege gründete, dann STEPHANI und GASTPAR erwähnt.

Wesentlich anders als der schulärztliche Dienst entwickelte sich von Anfang an die Schulzahnpflege. 1902 hatte JESSEN in Straßburg im Anschluß an die Universitätsklinik eine besondere Kinder-Zahnklinik eröffnet. 1907 hatten bereits 20, 1911 79, 1913 208 Städte eine Schulzahnpflege. Eine zahnärztliche Untersuchung aller Kinder bei Schuleintritt war vorzunehmen; eine regelmäßige Überwachung scheint aber anfangs nicht an allen diesen Orten durchgeführt worden zu sein. Eine solche systematische Überwachung scheint erst nach dem ersten Weltkrieg weitere Verbreitung gefunden zu haben, vor allem nach dem Beispiel Bonns 1919. Hingegen beschränkte sich der schulzahnärztliche Dienst von Anfang an nicht auf die Überwachung und auf die Belehrung über Zahn- und Mundpflege, sondern es wurde auf Kosten der Stadt meistens in eigenen Schul-Zahnpolikliniken die Behandlung erkrankter Zähne durchgeführt. Im Jahre 1929 hatten 822 deutsche Städte und 118 Landkreise schulzahnärztlichen Dienst. Ein Erlaß des Reichs- und preußischen Ministers für Wissenschaft, Erziehung und Volksbildung vom 12. März 1927 betont die Wichtigkeit von zahnärztlichen Untersuchungen, Beratungen und der Behandlung.

Schulspeisungen. Schon seit den siebziger Jahren des 19. Jahrhunderts wurden in einigen Städten von Wohlfahrtsvereinen an arme Schulkinder Mahlzeiten verabfolgt. Zu Beginn dieses Jahrhunderts trat HELENE SIMON, der Lehrer AGAHD, dann J. KAUP, damals Hygieniker der Zentralstelle für Volkswohlfahrt, für Schulspeisungen ein. Aber sie kamen nur sehr langsam zur Einführung. 1911 bestanden in 186 deutschen Städten Schulspeisungen; doch der gesamte Aufwand für sie betrug nur 600000 Reichsmark. Das Schulfrühstück war bestimmt für Kinder, deren häusliche Verhältnisse die Einnahme des Frühstückes zu Hause nicht gestatteten, und dann für schwächliche, blutarme, vom Lehrer oder Schularzt vorgeschlagene Kinder. Meist mußten 5—10 Pfennig gezahlt werden, aber es wurde auch unentgeltlich abgegeben. Ähnlich war es mit dem Mittagessen. Diese Speisungen wurden meist nicht direkt von der Schulverwaltung, sondern durch Wohlfahrtsvereine organisiert und betrieben. DOROTHEA MAGNUSSEN (Entwicklung und Bedeutung der Schulspeisung. Aus der Akademie für Staatsmedizin, Hamburg, und Prof. Dr. H. HARMSEN's Institut 1946) bringt eine Tabelle über die Zunahme der Teilnehmer an den Speisungen vom letzten Jahrzehnt des alten zum ersten des neuen Jahrhunderts. Danach stieg in Berlin die Zahl der Teilnehmer während dieser Zeit von 8000 auf 534741, in Frankfurt von 500 auf 2100, Mannheim von 1300 auf 3000. Aber in den meisten Städten blieb sowohl die absolute Anzahl als auch die Zunahme der verabreichten Speisungen sehr gering.

Der erste Weltkrieg mit der vielfältig notwendigen Auflösung des Haushaltes durch die Erwerbstätigkeit der Mutter und den wachsenden Schwierigkeiten der Beschaffung der nötigen Lebensmittel, begünstigte die Entwicklung von Massenspeisungen. Als das erste dieser Momente durch die Beendigung des Krieges verschwunden war, verursachte die englische Hungerblockade noch weiter schweren Mangel an Lebensmitteln. In einer Denkschrift des Reichsgesundheitsamtes wird die Zahl der Blockade-Opfer auf 763000 geschätzt und die Sterblichkeit der 5—15jährigen war im Reichsdurchschnitt um 55%, in manchen großen Industriestädten auf das Dreifache gestiegen. Es war das große Verdienst der Quäker (der englischen und amerikanischen), in diesen Zeiten schwerster Not für viele Tausende deutscher Kinder gesorgt zu haben und ihnen das Notwendigste (meist 400—500 Calorien) an Zusatznahrung gegeben zu haben. Dabei war ein schwieriges Problem die Auswahl der bedürftigen Kinder durch die ärztliche Besichtigung, durch Wägung und Messung. Die Quäckerspeisung hat in den Jahren 1920—1925 etwa 687 Millionen Mahlzeiten ausgegeben, davon 90% an Schulkinder. Durch dabei gemachte Erfahrungen änderten sich die Anschauungen mancher Fachmänner. Als die Speisungen am 1. April 1925 ihr Ende fanden, wurden in manchen Städten die Schulspeisungen, wenn auch in beschränktem Maße, fortgesetzt, gingen aber allmählich stark zurück, bis die wirtschaftliche Depression gegen Ende der zwanziger Jahre sie wieder in erhöhtem Maße notwendig machte. Doch war es wohl für die Auffassung auch angesehener Fachstellen charakteristisch, daß der bekannte Stuttgarter Schularzt GASTPAR in dem Kapitel „Sozial-Hygiene des Schulalters" (Handbuch der Sozial-Hygiene, Bd. IV) die Schulspeisungen in dem Abschnitt „Fürsorge für Geschwächte" besprach, HOFFA jedoch (Ergebnisse der Sozialhygiene und Gesundheitsfürsorge) 1930, schrieb, daß Schulmahlzeiten nicht mehr als einfache Ergänzungsspeisungen für Arme betrieben werden können, sondern als eine wichtige vorbeugende Maßnahme. In Frankfurt a. M. wurde jede Beschränkung auf gesundheitlich oder sozial Bedürftige aufgehoben. HOFFA selbst geht nicht so weit, sondern verlangt ärztliche Auswahl und Überprüfung der wirtschaftlichen Verhältnisse, grundsätzlich aber sollen Wohlhabende gegen Kostenzahlung daran teilnehmen können.

D. MAGNUSSEN bringt folgende Zahlen über die Mittagsspeisungen der *Hamburger* Schulkinder:

1929/30	626140 Portionen	
1931/32	1225551	,,
1934/35	2431980	,,

Unter den Teilnehmern waren zu unterscheiden Vollzahlende (30 Pf.), Teilzahlende (10 Pf.) und Nichtzahlende. Für diese letzteren mußten vom Schularzt Anträge eingereicht und durch Fürsorger die wirtschaftliche Bedürftigkeit festgestellt werden. Nach dem Zusammenbruch im Sommer 1945 schien eine weitgehende Schulspeisung dringend notwendig, die allmählich auf fast alle Schulkinder erstreckt werden mußte, von denen die wohlhabendsten 60 Pf., die ärmsten 10 Pf. zu zahlen hatten. In der Zeit von Oktober 1945 bis Juli 1946 wurden über 11 Millionen Mahlzeiten verabfolgt, deren Kosten, soweit sie nicht durch Zahlung gedeckt waren, teils aus deutschen, teils aus englischen Mitteln bestritten wurden. Selbstverständlich wurde bei den Mahlzeiten, deren Caloriengehalt zwischen 550—735 schwankte, auch auf Fett- und Eiweißgehalt geachtet. Von 1946 an übernahm die Hooverspeisung die Schulkinderspeisung aus Lebensmittelspenden der USA. Sie endete am 30. 5. 1950.

2. England.

FRED WARNER hatte 1892 durch seinen Bericht über die Untersuchung von 50000 Schulkindern Aufsehen erregt und manche Schulbehörde ernannte ärztliche Berater. Ein Erziehungsgesetz für blinde und taube Kinder (1893) schrieb für diese Schulen Anstellung eines Arztes vor, ebenso 1899 das Gesetz für „schwachsinnige und epileptische Kinder". Mehrere Organisationen, so die Society of Medical officers of Health (Vereinigung der Gesundheitsbeamten) verlangten die Anstellung von Schulärzten und das British Medical Journal veröffentlichte 1903 Aufsätze über dieses Thema. Der Education (Administrative Provisions) Act 1907 legt den Local Education Authorities (örtlichen Erziehungsbehörden) in England und Wales die Verpflichtung auf, dafür zu sorgen, daß bei Eintritt in die Elementarschule alle Kinder ärztlich untersucht und in bestimmten Zeiträumen die Untersuchung wiederholt werde. Er gab den lokalen Erziehungsbehörden auch das Recht, Spielplätze, Erholungsgelegenheiten, Ferienheime zu errichten. Es wurde ein Medical Department of the Board of Education, Ärztliche Abteilung der zentralen Erziehungsbehörde (jetzt Ministerium für Erziehung) ernannt, das bald den Vorschlag machte, daß Fürsorgeschwestern angestellt, die Mitarbeit von Krankenhäusern herangezogen und Schulambulatorien eingerichtet werden sollen. Nach einem Jahr waren über 300 Schulärzte und beiläufig ebensoviele Fürsorgerinnen angestellt. Durch Gesetz von 1921 wurde den örtlichen Erziehungsbehörden aufgetragen, für alle Schulen, außer für die elementary schools (5—11 Jahre alten Schüler) auch für die secondary schools (von 11—14, jetzt 15 Jahre alten Schüler) und gewisse andere Schularten, Schulärzte anzustellen. Die Untersuchung sollte mindestens dreimal während der Jahre des Schulbesuchs erfolgen. Auch Einrichtungen für die Behandlung der Schulkinder sollen gefördert, aber nicht von den Behörden selbst geschaffen werden, wobei bemittelte Eltern einen entsprechenden Teil der Behandlungskosten zu tragen haben.

Die Gesetze von 1931, 1932, 1933 erweiterten diese Bestimmungen. Die Untersuchungen fanden im 1. Schuljahr, dann zwischen dem 8.—12. Altersjahr und bei Schulentlassung statt. 1936 wurden in England und Wales 3 Millionen Erstuntersuchungen durchgeführt, d. h. es wurden 60% der Schulkinder erfaßt, außerdem wurden 2 Millionen Wiederholungsuntersuchungen durchgeführt. 312 Ortsbehörden sorgten für Behandlung kleinerer Übel (minor ailments), 314 für Behandlung von Zähnen, 315 von Augen, 292 für Nasen- und Rachenerkrankungen, 254 sorgten für orthopädische Behandlung; eine wachsende Zahl sorgte auch für spezialistische Behandlung von Sprachfehlern und machte Gebrauch von child guidance clinics for maladjusted Kindern (Beratungsstellen für Kinder mit Erziehungsschwierigkeiten).

1936 waren 1458 Schulärzte angestellt, darunter 275 vollamtlich, 863 die zugleich im öffentlichen Gesundheitsdienst und als Schulärzte tätig waren, 320 Halbzeit-Angestellte und außerdem 907 Zahnärzte und 6014 Fürsorgerinnen.

Das Gesetz von 1944 erweiterte die Pflichten der örtlichen Erziehungsbehörden auf diesem Gebiete. Sie hatten für regelmäßige ärztliche und zahnärztliche Untersuchungen in allen von ihnen erhaltenen Primar- und Secundarschulen und — wenn vorhanden — auch in den Colleges (junge Leute unter 18 Jahren) zu sorgen; es wurde den Eltern zur Pflicht gemacht, die Kinder schulärztlich untersuchen zu lassen.

Der schulärztliche Dienst hat auch die Behandlung kleinerer Erkrankungen zu umfassen: Erkrankungen der Ohren, Nase und des Kehlkopfes, der Augen, Behebung von Sehmängeln, orthopädische Behandlung, Zahnbehandlung, Erziehung abnormaler Kinder, Behandlung von Sprachfehlern, von Rheumatismus. Die Behörden haben alle dazu notwendigen Abmachungen mit Spezialisten und Krankenhäusern zu treffen, zugleich aber auch eigenen ambulatorischen Dienst zu entwickeln. Jedoch müssen die Kinder von diesen Einrichtungen keinen Gebrauch machen, wenn die Eltern es nicht wünschen. Wenn der National Health Service vollkommen eingerichtet sein wird, werden sich die örtlichen Erziehungsbehörden vermutlich auf die Untersuchung beschränken und darauf, dafür zu sorgen, daß die Eltern die Kinder der ihnen empfohlenen Behandlung zuführen.

Der Stab des Schulgesundheitsdienstes betrug 1945 in England und Wales
> 147 Amtsärzte, entsprechend 34 vollbeschäftigten Ärzten,
> Amtsarztassistenten, entsprechend 556 vollbeschäftigten Ärzten,
> Amtszahnärzte, entsprechend 634 vollbeschäftigten,
> zahnärztliche Assistenten, entsprechend 595 vollbeschäftigten,
> 3024 Schwestern, entsprechend 1822 vollbeschäftigten.

1945 wurden 1 322 000 Kinder routinemäßig ärztlich, 2 751 000 routinemäßig zahnärztlich untersucht.

Infolge der Umorganisierung des Gesundheitswesens durch den National Health Act erfährt auch der schulärztliche Dienst Änderungen.

Schulspeisungen. Wohlfahrtsvereine und einige Behörden hatten schon seit der Mitte des vorigen Jahrhunderts in einigen Orten unentgeltliche Mahlzeiten Schulkindern verabreicht. Im Jahre 1907 erhielten die örtlichen Erziehungsbehörden (Local Education Authorities) durch Gesetz das Recht, hierfür Geld aufzuwenden. Es war beabsichtigt, zunächst solchen Elementarschülern, die so arm und unterernährt waren, daß sie dem Unterricht nicht folgen konnten, Schulmahlzeiten zu geben. Von 1914 an wurde Geldunterstützung von der Zentralbehörde für solche Zwecke gewährt. Das Gesetz von 1921 betonte neuerdings die Zweckmäßigkeit der Verabreichung von Schulmahlzeiten.

*

C. MANN hatte 1926 in einer großen Anstalt für Knaben, die alle in 19 modernen Cottage-Häusern unter den gleichen Verhältnissen lebten, Versuche mit Zugabe von Nahrungsmitteln zu der sonst für alle gleichartigen ausreichenden Verpflegung gemacht, die abgestuft war nach dem Gewicht der Knaben. Nach einer Vorbeobachtung von 4 Monaten erhielten sie durch 12 Monate bestimmte Zuschüsse. Die Ergebnisse wurden standardisiert.

Es nahmen zu:

	Knaben	An Gewicht in kg	An Höhe in cm
Mit der gewöhnlichen Grundernährung . . .	61	1,73	7,24
Mit der gewöhnlichen Grundernährung und täglich 0,568 l Milch	41	3,14	10,9
Mit der gewöhnlichen Grundernährung und täglich 37 g Butter	26	2,85	8,7
Mit der gewöhnlichen Grundernährung und täglich 37 g Margarine	16	2,35	7,4
Mit der gewöhnlichen Grundernährung und täglich 85 g Zucker	20	2,24	7,65

Auch in Lancashire wurden Versuche an Schulkindern gemacht. 10000 dienten als Kontrolle, je 5000 erhielten rohe bzw. pasteurisierte Milch durch 4 Monate. Die Zunahmen betrugen:

		Kontrolle	Mit roher Milch	Mit pasteurisierter Milch
Knaben	Gewicht	290 g	392 g	360 g
	Höhe	2,87 cm	3,23 cm	3,12 cm
Mädchen	Gewicht	270 g	417 g	370 g
	Höhe	2,95 cm	3,10 cm	3,15 cm

Die Kinder, die Milch erhalten hatten, waren gesünder und geistig frischer. Die Nahrungszugabe bewirkte eine sowohl geistige wie körperliche Verbesserung.

Seit 1934 war den Schulen die Möglichkeit gegeben, die Milch zu erheblich niedrigerem Preis zu erhalten.

1938 erhielten 160000 Elementarschulkinder (3,9%) Mittagsmahlzeit, darunter 110000 unentgeltlich; 2500000 (55%) erhielten Milch, darunter 560000 unentgeltlich.

Dann kam der Krieg, der auch in England — wenn auch bei weitem nicht in so furchtbarer Weise wie Krieg und Nachkriegszeit in Deutschland — erhebliche Ernährungsschwierigkeiten verursachte. Dr. BRANSBY studierte alljährlich Wachstum und Gewicht von 12000 Schulkindern. Er konnte feststellen, daß bei den Kindern, die zu Hause in ihren Familien bleiben konnten, beides normal war, abgesehen von einer leichten Verlangsamung der Zunahme 1941/42. Bei den Kindern, die evakuiert und in Schul-Camps gebracht werden mußten, war Gewichts- und Wachstumzunahme deutlich verzögert. Das Ministerium verbesserte auf diese Feststellung hin deren Diät. Es waren auch andere Faktoren als die Ernährung dabei mitwirkend: Änderungen der Umgebung, erhöhte körperliche Leistungen. Die Kinder zeigten kein Zeichen von Unterernährung, blieben aber in ihrer Entwicklung hinter den zu Hause verbliebenen Kindern zurück.

Der Education-Act 1944 und die Provision of Milk and Meals Regulations machte es dann den Erziehungsbehörden zur Pflicht, allen Schulkindern, die es wünschten, an den Schultagen ein Mittagsmahl zu geben; sie konnten aber auch an Tagen, an denen die Schule geschlossen war, Nahrung verabfolgen. Die Mahlzeiten müssen kostenlos sein für arme Kinder und nicht zu höherem als dem Selbstkostenpreis für alle Zahlungsfähigen, wobei die Zahlungsfähigkeit nach einem bestimmten Maßstab festgestellt wird. Es waren für ein Mittagsmahl zwischen 5—15 pennies zu zahlen; das Ziel aber geht dahin, alle Mahlzeiten unentgeltlich zu geben als Teil der allgemeinen Familienunterstützung. Schulmilch ist für arme Kinder schon seit langem unentgeltlich, für Bemittelte zum gewöhnlichen Preis an vielen Orten abgegeben worden.

Im Oktober 1945 erhielten 1840000 Kinder (39,7%) Mittagessen, 3322000 (71,7%) Milch.

Seit August 1946 können alle Kinder unter 18 Jahren in allen Schulen 0,2 Liter Milch unentgeltlich erhalten, wo genügend Milch geliefert werden kann, 0,4 Liter. In einzelnen Notfällen können auch Kleider oder Schuhe gegeben werden, für die von den Eltern Bezahlung verlangt werden kann — jedoch dann nicht, wenn diese Zuwendungen notwendig sind, um dem Kind eine Erziehung entsprechend seinem Alter und seinen Fähigkeiten zu geben.

Der Fortschritt in der Verabfolgung von Schulmahlzeiten ist aus folgender Zusammenstellung zu ersehen:

	1942	1946
Prozentsatz der Schüler, die Mittagsmahl erhielten	19,0%	46,6%
Prozentsatz der Schüler, die Milch erhielten . . .	74,9%	92,6%

Im Juni 1947 erhielten 2322000 Schulkinder Mittagessen, davon 330000 unentgeltlich. 25000 Kinder erhielten andere Mahlzeiten. Insgesamt erhielten 48,5% der Schulkinder Mahlzeiten. Schulmilch erhielten unentgeltlich 4267000 Schulkinder (bis 18 Jahre), das sind 89% sämtlicher Schulkinder. Die tägliche Menge pro Kind sind 200 Gramm, wenn genügend Milch vorhanden ist bis zum Doppelten. Die Kosten der Schulmilch trägt zur Gänze der Staatsschatz (rund $5\frac{1}{2}$ Millionen Pfund jährlich), die Kosten für die Schulmahlzeiten belaufen sich auf 20 Millionen Pfund jährlich; sie werden auch zum größten Teil vom Staate getragen.

Zur weiteren Unterstützung für die Erhaltung und Aufzucht von Kindern dienen die Bestimmungen des Family Allowances Act 1945. Danach wird vom Staat jeder Familie — ohne Rücksicht auf deren Einkommen — von dem zweiten Kind an für jedes Kind ein Beitrag von 5 Schilling wöchentlich gezahlt bis zur Beendigung der Schulzeit, meist bis zum 15. Lebensjahr. 1949 erhielten 2941000 Familien diese Unterstützung mit einem Jahresgesamtaufwand des Staates von 60 Millionen Pfund.

3. U.S.A.

Die erste schulärztliche Besichtigung hat Boston 1894 eingeführt die erste Schulfürsorge New York 1902, den ersten Schulzahnarzt Reading, Pennsylvania, 1903, School-lunches (Schulmittagessen) New York 1910.

Der Schularztdienst scheint im allgemeinen nicht sehr entwickelt. Viele Schüler auf dem Lande entbehren selbst den Anschein einer Schulgesundheitspflege. In den meisten Schulsystemen ist vorgesehen, daß der Hausarzt die Untersuchungen beim Eintritt in die Schule nach einem vorgeschriebenen Formular machen soll; das geschieht bei 30 bis 50% der Kinder. Nur diejenigen, die keinen Hausarzt haben oder ihn nicht aufsuchen wollen, werden vom Schularzt untersucht. Anfangs dachte man daran, die Untersuchungen in jährlichen Intervallen wiederholen zu lassen. Das geschieht aber wegen Mangel an Ärzten und Fürsorgerinnen nicht. Gegenwärtig soll der Schularzt vor allem jene untersuchen, auf die der Lehrer und die Fürsorgerin — meist wegen Verdacht auf eine ansteckende Krankheit — aufmerksam machen. Die Fürsorgerin soll die Eltern auf die notwendige ärztliche Behandlung hinweisen.

Ärztliche Behandlung wird nicht als Zweck und Ziel des Schularzt-
systems angesehen. In einzelnen Staaten haben die behördlichen Rechts-
sachverständigen Verwendung von Geldmitteln für ärztlichen Rat oder
Behandlung oder für zahnärztliche Behandlung als gegen die Gesetze
verstoßend erklärt. Diese Art der Entwicklung des Schularztwesens ist
wohl weitgehend auf den Widerstand ärztlicher Organisationen zurückzuführen.

Über Schulspeisung wird später berichtet werden.

Im Finanzjahr 1943/44 waren in U.S.A. mit insgesamt 23,7 Millionen
Schulkindern 23,18 Millionen Dollar für Schulgesundheitspflege (dieses
im allerweitesten Sinne des Wortes) ausgegeben worden, doch waren
in den einzelnen Staaten die Ausgaben sehr verschieden: 0,04 Dollar
in Alabama, 0,06 in Georgia, bis zu 1,98 in New York, 3,87 in Wyoming,
4,28 Dollar in Maine.

Es waren 2634 hauptamtliche Schulärzte und Fürsorgerinnen (beide
zusammengenommen) vorhanden, 2887 nebenamtliche, 107 vollamtliche
Schulzahnärzte und -Assistenten, 618 nebenamtliche. Die Zahl der
Schüler, auf die eine Fürsorgerin kommt, schwankt örtlich sehr, so
eine auf 500 in Sacramento City, California, eine auf 7131 in St. Louis.

Andere Daten liefern uns die oben erwähnten auf Anregung der
American Academy of Pediatrics 1946/47 durchgeführten Erhebungen[1],
die auch die Elementarschulen erfaßten. Es muß bemerkt werden, daß
jedes county (Kreis), das auch nur in einer Schule Schulgesundheitsdienst hat, als positiv (Schuldienst besitzend) gezählt wird — mag auch
weitaus die Mehrzahl der Schüler ohne solchen Dienst sein. Von den
3076 Kreisen der U.S.A. sind 1545 (50,2%) ohne ärztlichen Dienst,
967 (31,4%) ohne ärztlichen und Schwestern- (Fürsorgerinnen-) Dienst,
und zwar haben keinen solchen Dienst 3,2% bzw. 1,6% der großstädtischen counties und 68,4 bzw. 54,1% der rein ländlichen counties.
Insgesamt sind im schulärztlichen Dienst 7971 Ärzte angestellt, darunter
5996 praktische Ärzte, ferner 11720 Schulpflegerinnen, davon 4439
(37,9%) vollamtliche. 2851 agencies (Stellen) sorgten für irgendeine Art
ärztlichen Dienstes, 1241 gaben Fürsorgedienst ohne ärztlichen Dienst.

Erwähnt sei, daß von der Stadt New York schon 1897 150 Schulärzte
angestellt wurden, von denen jeder eine Stunde im Tage in der Schule
zu sein hatte und Kinder, die dem Lehrer verdächtig auf eine ansteckende
Krankheit erschienen, untersuchen sollte. 1908 wurde bestimmt, daß
jedes Kind bei Schulantritt untersucht werden sollte — entweder durch
den Hausarzt oder durch den Schularzt. 1936—1940 wurde im Astoria
Health District der Stadt New York eine Studie über die Tätigkeit und

---

[1] Supplement to child Health services and pediatric education. Report of
the American Academy of Pediatrics. The Commonwealth Fund 1949.

Wirksamkeit des schulärztlichen Dienstes durchgeführt, die ein unerfreuliches Bild ergab und die Grundlage für Verbesserung bilden sollte.

Im Juli 1947 fanden in Washington vor einer parlamentarischen Kommission Vernehmungen über einen Gesetzentwurf „Gesundheit für Schulkinder" statt, die Bildung eines „National Advisory Committees on School Health Service" wurde vorgeschlagen. In der Sitzung vom März 1948 sprach sich der Vertreter der American Medical Association nicht nur gegen jede Behandlung, sondern überhaupt gegen alle Dienste für Zahlungsfähige aus; auch die übrigen Gesundheitsfürsorgemaßnahmen sollten möglichst durch den Familienarzt erfolgen, nur im Notfall durch Welfare Stations (Wohlfahrtsstellen).

In einigen vom National Committee on School Health Policies veröffentlichten, von der American Medical Association verbreiteten Broschüren werden ausführliche Programme für Schulgesundheitspflege entworfen: Belehrung der Lehrer über physische Erziehung, über Sicherheitsvorkehrungen, Waschgelegenheiten, Überwachung der Gesundheit des Schulpersonals, je nach Bedarf Schulmahlzeiten, Unterricht in Gesundheitspflege, erste Hilfe bei Notfällen, Verhütung und Überwachung ansteckender Krankheiten. — In Gesundheitsfragen sollen Lehrer, Pflegerinnen, Ärzte, Psychologen und Zahnärzte zusammenarbeiten. Die Lehrer sollten auf Änderungen im Aussehen der Schüler achten; sie sollten Prüfung des Sehvermögens und Gehörs alljährlich vornehmen und Wägungen der Kinder allmonatlich. Auffallendes soll dem medical adviser (ärztlichen Berater) der Schule gemeldet werden, mit dem sich die Schule über alle ihre Probleme beraten soll. Dieser soll auch Schüler und Lehrer untersuchen, aber das ist nicht seine wichtigste Tätigkeit. Die Schulen sollten dahin streben, daß periodische ärztliche Untersuchungen der Schüler durchgeführt werden, am besten durch deren Hausarzt.

Die Schulspeisung zeigt in U.S.A. eine ganz andere Entstehung und Entwicklung als in jedem anderen Lande:

Wir sind gewohnt, die U.S.A. als einen industriellen Staat zu betrachten und es wird nur zu leicht vergessen, daß bei der letzten Volkszählung 1940 43,5% der Bevölkerung „ländlich" waren. Auch hat der Ackerbau durch Einführung des Traktors und der verschiedenen Ackerbaumaschinen nicht geringereWandlungen durchgemacht als die Industrie.

Um 100 Liter Weizen zu erzeugen brauchte man

1830	11	menschliche Arbeitsstunden
1908	3,5	„ „
1940	1,33	„ „

1945 waren 2 425 000 Traktoren auf amerikanischen Farmen, 57% mehr als 1940, In derselben Zeit stieg die Verwendung von Erntemaschinen, die das Getreide mähen und dreschen, während sie über das Feld fahren, um 74%, die der Melkmaschinen um 117%.

Das Jahreseinkommen von Lohn und Gehalt beträgt bei der ländlichen Farmbevölkerung 1939 453 Dollar je Familie, bei der ländlichen Nicht-Farmbevölkerung 976 Dollar, bei der städtischen Bevölkerung 1463 Dollar. Doch sind dabei Einkommen in Sachwerten: Wohnung, Mahlzeiten, nicht eingeschlossen, die bei der ländlichen Farmbevölkerung größer sind als bei der städtischen.

Das U.S. Department of Agriculture, gegründet 1836, begann mit der Verteilung von Pflanzen und Samen an Farmer; es erhielt dafür 1839 1000 Dollar bewilligt. Heute ist es eine gewaltige Organisation mit zahlreichen Abteilungen für die einzelnen Zweige der Landwirtschaft, mit wissenschaftlichen Forschungsinstituten, darunter einem „Bureau of Human Nutrition and House Economics" (Büro für menschliche Ernährung und Hauswirtschaft), an dessen Spitze der bedeutende Ernährungsforscher STIEBELING steht. Mehrere Abteilungen sind bestimmt, um dem Farmer wirtschaftlich zu helfen, so eine Kreditverwaltung, eine Production and Marketing Administration, die sich bemüht, die landwirtschaftliche Erzeugung so zu regeln und den Verkauf so zu organisieren, daß die Farmer wirtschaftlich geschützt sind. Während des ersten Weltkrieges hatte die günstige Landwirtschaftslage zu einer Ausdehnung des Ackerbaues geführt, die weiter fortschreitend ihre Höhe 1930/32 erreichte und zu einer Inflation der Preise der Farmprodukte führte. 1929 versuchte der Agriculture Marketing Act die Wirtschaftslage zu stabilisieren, jedoch ohne Erfolg. 1933 gab der Agriculture Adjustment Act die Möglichkeit, aus Bundesmitteln Darlehen für aufgespeicherte Ackerbau-Produkte zu geben, für geeignete Speicherungsmöglichkeiten zu sorgen und „surplus" zu verwerten. „Surplus" ist eine (sehr große) Produktionsmenge, die durch ihren Druck auf die Preise das Einkommen des Erzeugers unter den gewöhnlichen Standard seiner Lebenshaltung herabdrücken würde. STIEBELING wies darauf hin, daß eine Surplus-Erzeugung vorhanden sein kann zugleich mit einem Defizit beim Verbraucher. Man würde einer noch viel höheren Produktion bedürfen, um das Ernährungsdefizit der unteren Klassen zu beseitigen. Steigendes Einkommen der Bevölkerung würde dazu führen, den Nahrungsmittelverbrauch zu steigern, aber da dies lange Zeit benötigen würde, so empfehlen STIEBELING und FARIOLETTI in der Zwischenzeit den Verbrauch dort, wo die Not am größten ist, zu steigern: durch Niederhaltung der Preise für bestimmte Einkommensgruppen, durch freie Verteilung von Nahrungsmitteln an andere. Der Kongreß hatte dem Ackerbau-Department große Mittel bewilligt, um den Surplus aufzukaufen. In den Jahren 1935—1939 sind 1400 Millionen Kilogramm an solchen Surplus-Nahrungsmitteln unentgeltlich abgegeben worden.

Schon seit längerer Zeit sind in verschiedenen Orten teils durch private Organisationen, teils durch die örtliche Verwaltung, Mahlzeiten an unbemittelte Schulkinder gegeben worden.

In New York City wurden schon 1919 50000 Dollar zur Behebung der Unterernährung unter Schulkindern gegeben. 1925 erhielten in 25 Elementarschulen in armen Stadtbezirken die unbemittelten Kinder Schulmahlzeiten. Während der wirtschaftlichen Depression verschlechterten sich die Ernährungsverhältnisse der Kinder und die Einrichtungen für Schulspeisungen wurden ausgebaut. Es wurde 1935 der Küchendienst in einem Gebäude zentralisiert und von dort aus die Mahlzeiten in die Schulen geführt. Die oben erwähnte Erhebung im Astoria-Bezirk zeigte, daß dort 50% der Kinder unterernährt waren. Die Stadt bemühte sich um Zuwendungen aus dem Surplus des Agricultur-Departments für Schulspeisungen und die Staatsverwaltung bewilligte 2,5 Millionen Dollar zur Deckung eines eventuellen Defizits. Im Jahre 1948 erhielten 175000 Kinder school-lunches, die ein Drittel des täglichen Bedarfs an Calorien deckten; über ein Viertel dieser Kinder (rund 45000) erhielten die Mahlzeit unentgeltlich, weiteren 125000 Kindern wurde in der Schule Milch gegeben.

Für Verabreichung von Schulmahlzeiten im ganzen Lande trat dann auch das Kriegsdepartment ein.

Die Surplus Marketing Administration (S. M. A.) kauft die Nahrungsmittel, wo zuviel von ihnen vorhanden sind, führt sie an die entsprechenden Zentrallagerhäuser, wo die staatlichen Wohlfahrtsämter sie übernehmen und den Lagerhäusern in den einzelnen Distrikten zuführen, von wo sie die einzelnen Schulen erhalten. Es sind die allerverschiedensten Nahrungsmittel, die gegeben werden; denn nicht alle sind dauernd als Surplus erhältlich, so Fleisch nur zu bestimmten Zeiten. Es bestehen auch große Verschiedenheiten zwischen dem, was in den einzelnen Schulen gegeben wird. Manche geben nur ungekochte Nahrung: Äpfel, Orangen, Milch, manche geben nur im Winter eine warme Mahlzeit. Wo Lunch[1] unentgeltlich gegeben wird, bezeichnen die Lehrer die Schulkinder, die arm sind — die Schulfürsorgerin oder der Gesundheitsbeamte die schwächlichen, die einen unentgeltlichen Lunch erhalten sollen. In manchen Orten erhalten alle Schulkinder die Mahlzeiten. Wo ein Teil der Kinder für den Lunch zu zahlen hat, geschieht dies nicht durch die Kinder selbst im Speiseraum. Nie darf die Schulspeisung einen Profit abwerfen. Die vom Depot gelieferten Nahrungsmittel werden häufig durch solche ergänzt, die von Geldmitteln, die durch Sammlungen, Veranstaltungen usw. aufgebracht werden, gekauft wurden.

Bemerkenswert ist, daß 75% aller Lunch gebenden Schulen, 60% aller Lunch erhaltenden Schüler in Landgemeinden sind.

Außerdem hat das Ackerbaudepartment ein Schulmilchprogramm entworfen, das einerseits den Markt für Milch vergrößern, anderseits den Kindern Milch verschaffen soll: in den Städten mögen Wohlfahrtsämter die Milch zu niedrigerem Preis: 1 peny für ¼ Liter Milch, abgeben.

Eine der Veröffentlichungen des Ackerbaudepartments schließt mit den Worten: „Einige stellen sich als letztes Ziel vor, daß in der Schule ein nahrhaftes Mittagsmahl an jedes Kind des Landes verabreicht wird."

---

[1] Die gebräuchliche Einteilung der Mahlzeiten bei Bemittelten ist die folgende: ein Frühstück, das reichlicher ist als das in Deutschland gebräuchliche, außer aus Tee oder Kaffee und Brötchen mit Butter, meist aus zwei Eiern oder etwas kaltem Fleisch oder einer kleinen warmen Fleischspeise besteht. Der Lunch, zwischen 12—1 Uhr genommen, besteht aus einer kleinen Portion Braten, etwas Gemüse und etwas süße Speise. Die Hauptmahlzeit wird am Abend um 6 Uhr herum eingenommen und entspricht einem reichlichen deutschen Mittagessen.

Der National School Lunch Act vom 4. Juni 1946 beginnt mit den Worten: „Es wird als die Politik des Kongresses und als eine Maßnahme für die nationale Sicherheit erklärt, die Gesundheit und das Wohlergehen der Kinder der Nation zu schützen und den einheimischen Verbrauch der Ackerbauprodukte und anderer Nahrungsmittel zu fördern, indem entsprechende Zuschüsse an Nahrung und andern Hilfsmitteln für Einrichtung, Erhaltung und Ausdehnung eines nicht auf Gewinn berechneten Lunchprogramms gegeben werden." Alljährlich soll dem Ackerbausekretär eine so große Summe gegeben werden als notwendig ist, dies durchzuführen. Die Summe soll an die einzelnen Staaten nach der Zahl der Schulkinder und nach dem auf den Kopf berechneten Einkommen der Bevölkerung des Staates verteilt werden. Jede öffentliche oder private nicht auf Profit berechnete Schule bis zu den höheren Schulen (16. oder 18. Lebensjahr) kommt für die Teilnahme in Betracht. Zudem wurden außerdem einmal 10 Millionen Dollar für die Einrichtungen (Küchen, Speiseräume, Gefäße) bewilligt. Für jeden Dollar aus Bundesgeldern soll auch der Staat bis zum Jahre 1955 einen Dollar zuschießen, von da an 3 Dollar. Als Lunch soll als Minimum das gegeben werden, was der Ackerbausekretär auf Grund von Untersuchungen verlangt. Solche Kinder, deren Eltern nicht imstande sind, die vollen Kosten zu zahlen, sollen den Lunch zu ermäßigtem Preise oder unentgeltlich erhalten. Wo verschiedene Rassen vorhanden sind, sollen die Mittel gerecht verteilt werden.

X. Ernährung.

All das, was wir bisher über die Tätigkeit der Gesundheitsfürsorge berichtet haben, dient — abgesehen von dem im vorigen Kapitel über die Schulspeisung Erwähnten — der Verhütung von Krankheiten. Es trägt zur Besserung der Gesundheit der Masse der Bevölkerung dadurch bei, daß es Schädlichkeiten beseitigt oder ihre Wirkung verringert. Es war die negative Seite der Gesundheitspflege, die wir erörterten. Jedoch nicht nur unsere Ausführungen, sondern die gesamte Hygiene war eigentlich negativ eingestellt: Verhütung der Schädigung durch Bakterien in Luft, Wasser, Boden — Verhütung der Schädigung durch schlechte Wohnung, schlecht gelüftete Räume, schlechte Beleuchtung, schlechte Schulbänke, schlechte Fabrikseinrichtungen. Nicht umsonst heißt dieses Fach in der amerikanischen Literatur „Preventive Medicine", vorbeugende Medizin. Nur 2 ihrer Abschnitte beschäftigen sich mit direkter Förderung der Gesundheit: Die Bestrebungen zur körperlichen Ertüchtigung der Jugend durch körperliche Übungen, Sport, Wandern – und die zur Besserung der Ernährungsverhältnisse. Selbst bei der Hygiene der Ernährung spielte und spielt mit Recht auch heute noch

die Bekämpfung des Verkaufs verdorbener oder gefälschter Nahrungsmittel eine große Rolle.

Schon CARL VON VOIT und seine Schüler bemühten sich in den sech-
ziger Jahren des vorigen Jahrhunderts, die zum Leben und zur Leistungsfähigkeit notwendige Menge und Art der Nährstoffe zu ermitteln
Über diese Fragen — vor allem die notwendige Proteinmenge — fanden
zu Beginn dieses Jahrhunderts heftige Auseinandersetzungen statt. Die
Ansichten gingen in mancher Beziehung weit auseinander. Noch während
des ersten Weltkrieges brach an der Wiener Kinderklinik eine Skorbut-
epidemie aus, weil der sonst sehr verdienstvolle Leiter der Klinik
(v. PIRQUET) an der Meinung festhielt, daß es ausschließlich auf die
Calorienmenge und sonst auf nichts anderes ankomme.

Kaum ein anderer Zweig der medizinischen Wissenschaft hat in den
letzten Jahren eine solche Entwicklung durchgemacht wie die Lehre
von der Ernährung. Diese Fortschritte genauer zu diskutieren, alle ihre
Ergebnisse darzulegen, darauf hinzuweisen, wo vielleicht noch Lücken
bestehen, welche heute geltenden Anschauungen vielleicht weiterer
Forschung nicht standhalten werden — dazu ist hier nicht der Ort,
ebensowenig, wie derartiges in den Abschnitten über Tuberkulose und
Geschlechtskrankheiten geschehen konnte. Die Grundzüge der Ernährungswissenschaft, die Höhe des notwendigen Bedarfs an Calorien,
Proteinen, Calcium, Phosphor und Vitaminen können wir heute wohl
als annähernd gesichert ansehen. Nun ist es Aufgabe der Volksgesundheitspflege, das wissenschaftlich Festgestellte zum Nutzen der großen
Masse des Volkes verwendbar zu machen und zu verwenden.

Die Wissenschaft von der Ernährung hat dem Begriff Gesundheit
und damit auch der Gesundheitsfürsorge einen neuen weiteren, einen
positiven Sinn gegeben. H. SHERMAN, einer der amerikanischen Führer
dieser Wissenschaft, schreibt: „Gesundheit ist nicht nur die Abwesenheit
von Krankheit, sondern eine positive Eigenart des Lebens, das auf ein
höheres Niveau gebracht werden kann. Die tägliche Anwendung unseres
gegenwärtigen Wissens (der Ernährung) kann eine wichtige und weit-
reichende Verbesserung des Lebens herbeiführen, weit hinaus über das,
was unsere früheren Auffassungen und unsere Wissenschaft hätten
erwarten lassen."

Wir haben auf Seite 125 über Untersuchungen berichtet, die uns zeigten,
wie durch Verabreichung einer kleinen Menge hochwertiger Nährmittel in
einer Schulmahlzeit Größe und Gewicht der Kinder gesteigert wird.

Es liegen zahlreiche Untersuchungen darüber vor, welche Unterschiede in Größe und Gewicht die Kinder je nach dem Wohlhabenheits-
grad der Eltern aufweisen. Wir bringen nur wenige Beispiele, und zwar
über die 10jährigen Knaben, wobei bemerkt sei, daß die „höheren"
Schulen von Kindern wohlhabender Eltern besucht wurden:

	Berlin 1923 (SCHWEERS u. FRAENKEL)		Stuttgart 1925/26 (GASTPAR)	
	Höhe cm	Gewicht kg	Höhe cm	Gewicht kg
Volksschüler oder Gemeindeschüler .	130,8	27,0	134	29,3
Besucher höherer Schulen	134,1	28,9	137	31,4

Bemerkenswert ist, daß dort, wo Berichte über derartige durch Jahrzehnte festgesetzte Messungen vorliegen, wir eine stetige Zunahme der Durchschnittswerte von Größe und Gewicht beobachten können, so in Bern beim Durchschnitt der 10jährigen Knaben von 130,4 cm und 30,1 kg im Jahre 1887 bis zu 140,94 cm und 33 kg im Jahre 1947 (P. LAUENER, in „Gesundheit und Wohlfahrt", Februar 1947). In Deutschland war dies Ansteigen in den Kriegsjahren unterbrochen worden, hat während des ersten Weltkrieges zeitweise sogar einem Abstieg Platz gemacht, ist dann aber wieder gestiegen: in Stuttgart waren die Maße bei 10jährigen Volksschülern 1913/14 129,9 cm und 26,9 kg, 1917/18 128 cm und 26,5 kg, 1925 134 cm und 29,3 kg.

Es sind verschiedene Vermutungen über die Ursachen und die Bedeutung dieser Unterschiede und Änderungen vorgebracht worden. Die einen wollten die beobachtete Steigerung auf stärkere Besonnung zurückführen. Einer solchen Auffassung widerspricht ganz klar das Sinken in den deutschen Notjahren, das deutlich auf die Bedeutung der Ernährung für das Wachstum, eine Steigerung oder Verzögerung durch Änderung der Ernährung hinwies. Im allgemeinen hat diese sich in Deutschland im Laufe dieser Jahrzehnte gerade in den unteren Klassen gebessert, was sich in den erwähnten Stuttgarter Messungen darin zeigt, daß in den meisten Altersjahren die Zunahme an Höhe und Gewicht während dieser Jahrzehnte bei den Volksschülern größer als bei den Besuchern höherer Schulen war. Die Bedeutung des Einflusses der Ernährung in Jugend und Kindheit (Schulspeisungen) wäre natürlich viel geringer zu werten, wenn die Anschauung richtig wäre, daß diese bessere Ernährung zwar das Wachstum in diesen Altersklassen beschleunige, aber an dem Endergebnis, an der bei Vollendung des Wachstums erreichten Höhe und dem Gewicht nichts ändere. Diese Anschauung wird durch das Ergebnis der Messungen an Erwachsenen widerlegt, die aus begreiflichen Gründen nicht so zahlreich sind wie die Messungen an Schulkindern:

Deutschland (EVERT)	Körperlänge cm	*Lausanne* (NICEFORO)	Körperlänge cm	Kraft 10. Dynamometerversuch
Mannschaften	167,48	Arbeiter (arm)	164,8	7,0
Einjährig-Freiwillige .	171,60	Studenten (wohlhab.) .	168	12,0

Italien (LIVI)	Körperlänge cm
Tagelöhner	164,4
Studenten und freie Berufe	166,9

Es braucht wohl nicht erst bewiesen zu werden, daß die hier zuerst genannten Gruppen im allgemeinen schlechter genährt sind, als die zweitgenannten wohlhabenderen.

Es liegen umfangreiche Untersuchungen über die Ernährung der Arbeiter vor, u. a. eine große Gruppe durchgeführt und bearbeitet durch das I. L. O. (Internationale Arbeitsamt des Völkerbundes). Diese Untersuchungen zusammenfassend kommt das Amt zu dem Schluß: „Selbst in Deutschland und den U. S. A. erhalten die Arbeitergruppen mit dem niedrigsten Einkommen nicht eine genügende Calorienmenge, wenn man die in den Länderberatungen festgesetzte Norm als Maßstab annimmt. Es muß demnach noch viel schlimmer sein in industriell und wirtschaftlich wenig vorgeschrittenen Ländern" (Die Ernährung der Arbeiter und die Sozialpolitik, Intern. Arbeitsamt, Genf 1936, S. 80). Es sei hier aus dieser Schrift auch die gewiß bedeutungsvolle Tatsache erwähnt, daß 1931 der Konsum an Fleisch, das mehr als die meisten andern Nahrungsmittel die hochwertigen Proteine enthält, pro Person und Jahr betrug: in Deutschland 60,6 kg, England 65,8 kg, U. S. A. 60,9 kg, hingegen in Belgien 37,3 kg, Frankreich 30,4 kg — eine Differenz zwischen diesen beiden Gruppen, der keinerlei Ausgleich durch erhöhten Eierkonsum oder Fettkonsum gegenübersteht.

In welchem Maße in den ärmsten Volksschichten gerade die in bezug auf Leistungsfähigkeit wichtigsten Nährstoffe fehlen, zeigen uns die Untersuchungen, die G. C. M. M'GONIGLE und J. KIRBY (Poverty and Public Health, London 1936) in Stocton on Tees angestellt haben, wenn wir den dort ermittelten Verbrauch mit den von der Brit. Medical Association aufgestellten Forderungen an hinreichende Ernährung vergleichen:

	Hochwertige Proteine	Gesamt-Proteine	Fett	Kohlehydrate	Calorien
Anforderung der Brit. Med. Associat.	50 g	100 g	100 g	500 g	3400
Drei unterste Einkommensstufen	23,6–26,6	68,8–72,2	80,9–91,9	427–444	2831–2845

Die standardisierte Sterblichkeit betrug bei diesen 3 Gruppen 25,96. 19,34, 19,23 ⁰/₀₀, bei den Wohlhabenden 11,52 ⁰/₀₀.

Zeigen zahlreiche Untersuchungen — von denen wir hier nur eine beispielsweise angeführt haben —, wie in der Ernährung weiter Volksschichten neben einem Mangel an Calorien insbesondere noch ein Mangel gerade an den für die Leistungsfähigkeit besonders bedeutungsvollen Nahrungsmittelbestandteilen besteht — an dem oben gebrachten Beispiel besteht an Calorien ein Minus von 17%, an hochwertigem (tierischem) Protein von rund 50% —, so haben andere Untersuchungen die Notwendigkeit der Aufnahme bestimmter Mengen an Calcium, Eisen und verschiedenen Vitaminen erwiesen, um den Menschen gesund und leistungsfähig zu erhalten.

Wie eng Ernährung und Leistungsfähigkeit zusammenhängen, haben H. A. KRAUT und E. A. MULLER (Science 104, 495, 1946) durch Studien an verschiedenen Arbeitergruppen des Ruhrgebietes in der Kriegs- und Nachkriegszeit gezeigt: Jede Berufstätigkeit verlangt eine bestimmte Zufuhr an Calorien, und mit dem Sinken dieser sinkt unweigerlich nach kurzer Zeit auch die Leistungsfähigkeit. Keine Tätigkeit kann dauernd größer sein als in Übereinstimmung mit der Calorienaufnahme steht.

Im Experiment an 36 jungen Leuten hat ANCEL KEYS von der Universität Minnesota (Journal of the American Dietetic Association, vol. 22, 1946) gezeigt, wie nach Herabsetzung ihrer Diät von einer normalen auf eine von 1760 Calorien mit 49 Gramm Protein sich fortschreitend Schwäche, Depression, geistige Trägheit, Apathie entwickelten.

An einem geradezu drastischen Beispiel zeigte die Untersuchung von J. B. ORE und J. L. GILKIS (Med. Res. Council, Spec. Rep. 155, 1931) die Wirkung verschiedener Ernährung, insbesondere verschieden reicher Aufnahme von tierischem Protein und Calcium auf 2 in nächster Nachbarschaft wohnende afrikanische Stämme, die Masai und die Kikuyu in Ostafrika, die dort seit Generationen Seite bei Seite leben. Die ersteren sind ein Hirtenvolk, das 25 Stück Rinder per Kopf besitzt, von Fleisch, Milch, Blut (dieses letztere vom lebenden Tier gewonnen), daneben etwas Wurzeln lebt. Die Kikuyu betreiben Ackerbau, leben größtenteils von Cerealien, süßen Kartoffeln, grünem Gemüse. Bei den Masai, die also viel Protein, Fett und Calcium zu sich nehmen, sind mit 20 Jahren die Männer um 12,7 cm, die Frauen um 7,6 cm größer als die Männer und Frauen der Kikuyu und um 10 kg bzw. 12,3 kg schwerer als diese. Am Dynamometer erreichen die Masai im Durchschnitt um 40 kg mehr als die Kikuyu. Es ist begreiflich, daß die letzteren geringere Arbeitskraft und geringere Ausdauer zeigen; anderseits zeigen sie höhere Erkrankungshäufigkeit, mehr Knochendeformationen, Zahndefekte usw. als die Masai.

Hier kann allerdings die Frage aufgeworfen werden, wieweit vererbte Veranlagung mitwirkt — trotz reichlicher Mischheiraten zwischen den beiden Stämmen, wie überhaupt durch Forschungen über die Ernährung und ihren Einfluß auf geistige und körperliche Leistungsfähigkeit wieder die alte Frage aufgeworfen wird: Was ist beim Individuum und bei der Gesamtheit eines Volkes angeboren, was beruht auf dem Einfluß der Umwelt?

A. Katose (Der Einfluß der Ernährung auf Konstitution des Organismus, Berlin 1931) schreibt: „Die Konstitution kann nicht angeboren oder hereditär sein, sie ist als erworben zu betrachten." J. McLester („Nutrition and Diet", Philadelphia 1943) kommt zu dem Schluß: „Die Entwicklung der Rassen als auch der Einzelindividuen mag beeinflußt werden durch die Menge des aufgenommenen Proteins." Er verweist auf Verbesserung der Konstitution über die Vorfahren hinaus bei in Amerika geborenen Kindern europäischer und japanischer Einwanderer und fährt fort: „Es sind viele Beweise dafür vorhanden, daß unter günstigen Umständen, zu denen als wichtiges Moment die innere Verfassung, bedingt durch die Ernährung, gehört, Völker sich zu größerer geistiger und körperlicher Höhe entwickeln." „Wenn der Mensch seine Kraft und normale Lebenserwartung erhalten und zur Verbesserung der Rasse beitragen soll, dann muß er eine reichliche Menge guter Proteine genießen."

Wenn wir aber auch die Fragen — ererbt, erworben — noch nicht vollkommen und in jeder Richtung hin beantworten können — eines geht aus allen Untersuchungen doch hervor: daß wir imstande sind, durch entsprechende Ernährung Gesundheit und Leistungsfähigkeit des einzelnen und damit auch der Gesamtheit eines Volkes sehr wesentlich zu verbessern, zu erhöhen. Aus dieser Erkenntnis entspringen neue Aufgaben und Pflichten für die organisierte menschliche Gesellschaft, für den Staat!

*

Klostersuppen für die Ärmsten existieren seit Jahrhunderten, Volksküchen seit vielen Jahrzehnten, sonst aber kümmerte sich seit dem Aufhören der großen ganz Europa durchziehenden Hungersnöte keine staatliche Stelle oder private Organisation um die Ernährung der großen Massen der Besitzlosen — bis im ersten Weltkrieg in den Zentralmächten unter der englischen Blockade weitgehendster Nahrungsmittelmangel eintrat, dessen Folgen man durch Rationierung der wichtigsten Nahrungsmittel zu mildern suchte. Wie wenig dies gelang, zeigen die erhöhten Sterblichkeitsziffern dieser Jahre: Die Sterblichkeit der weiblichen Bevölkerung stieg in Deutschland von $14,3^0/_{00}$ 1913 auf $19,5^0/_{00}$ 1918; die Sterblichkeit an Tuberkulose in Deutschland 1913 = 100 gesetzt, war 1918 153. Noch mehr stieg die Tuberkulosesterblichkeit in Berlin von 16,7 auf 10000 auf 30,5; in Wien unter den Frauen von 24,8 (1913) auf 52,3 (1919). Im Gegensatz hierzu stieg sie in London nur von 13,0 (1913) auf 17,1 (1917).

Im zweiten Weltkrieg haben die Behörden aller Länder frühzeitig an den möglichen Nahrungsmittelmangel gedacht und waren durch Fortschritte in der Ernährungswissenschaft imstande — wenigstens für eine gewisse Zeit — durch entsprechende Rationierung meist mit Zulagen für Schwerarbeiter und für Schwangere besser vorzusorgen.

In *Deutschland* war vom Tage des Kriegsbeginnes an eine Rationierung eingeführt worden; Schwangere und stillende Frauen erhielten ½ Liter Milch täglich und 150 Gramm Nährmittel; später erhielten stillende Mütter und Säuglinge auch Vitamin C als Zugabe, ebenso wurden Schwerarbeitern Zugaben gegeben. Solange Deutschland Nachbarländer in größerem Umfange besetzt hielt, konnten die Nahrungsmittel-zuweisungen für die deutsche Bevölkerung auf erträglicher Höhe ge-halten werden, aber schon im Jahre 1943 erhielt der normale Verbraucher nur 1903 Calorien mit 51 Gramm Eiweiß. Nach dem Zusammenbruch sank die zugeteilte Nahrungsmittelmenge bald in katastrophaler Weise (März 1946 für Bonn 884 Calorien und 20 Gramm Eiweiß), um sich nur sehr langsam wieder zu heben. Man muß die Menschen bewundern, die während dieser Zeit in Deutschland körperliche oder geistige Arbeit leisteten, und muß auch dankbar der Quäker gedenken, die wie im ersten Weltkriege auch jetzt wieder versuchten, das schlimmste Kinder-elend zu mildern.

In *England* hatte die Gesundheitsbehörde bald nach dem ersten Welt-krieg ein Advisory Committee on Nutrition eingesetzt (erster Bericht 1937), das dann die Grundsätze für die Kriegsernährung aufs genaueste ausarbeitete (ich folge dem Aufsatz von H. E. MAGEE in Brit. Medical Journal 1946, I. 475), und zwar nicht nur das Medizinische, sondern bis in die Details, z. B. des Transports von Fleisch auf Schiffen. Das Prinzip war, daß Brot und Kartoffeln nicht rationiert werden sollten, daß insbesondere für entsprechende Ernährung Schwangerer und Stillender, von Kindern, Invaliden und Schwerarbeitern gesorgt werden solle, daß jeder womöglich 0,284 Liter Milch erhalten sollte. Es wurden keine Schwerarbeiterzulagen gegeben, aber Arbeiter konnten sich zusätzliche Ernährung in Fabrik-kantinen oder in den „British Restaurants" verschaffen. Wo Landarbeiter und Bergarbeiter solche Restaurants nicht erreichen konnten, erhielten sie zusätzliche Käserationen.

Den Gegensatz im Verbrauch bestimmter Nahrungsmittel während des ersten und des zweiten Weltkrieges zeigt die folgende Tabelle:

	1918 verglichen mit 1909/13	1943/44 verglichen mit 1934/35
Milch	− 26%	+ 28%
Eier	− 40%	− 6%
Fleisch	− 27%	− 21%
Vegetabilien	− 9%	+ 34%

Erhebungen, die das Ministerium in Familien machen ließ, ergaben, verglichen mit der Vorkriegszeit, daß die pro Kopf aufgenommene Calorienmenge um 130 täglich geringer war; aber wahrscheinlich ist das kein tatsächliches Minus, weil vor dem Krieg die Vergeudung von Überbleibseln größer war. Die Diät war im Krieg besser „balanciert", d. h. qualitativ besser zusammengesetzt, die Verteilung der verschiedenen Nahrungsmittel auf alle Klassen eine gleichmäßigere und mehr in Übereinstimmung mit den Erfordernissen, als vor dem Kriege. Das wurde erreicht durch die Rationierung und bestimmte Vorzugsrechte bei gutem Lohn und bei Unterstützung durch gewisse wesentliche Nahrungsmittel. Die Diät war in Arbeiterfamilien bei der Erhebung des Jahres 1944 zweckmäßiger, als sie 1935/37 gewesen war.

Gesundheit und Leistungsfähigkeit blieben während des Krieges erhalten, wurden in mancher Beziehung besser.

1940/41 zeigte sich bei Schulkindern in manchen Gebieten ein kleiner Rückgang (Zurückbleiben in Größe und Gewicht), der aber 1943 mehr als gut gemacht wurde. Bei 18000 Schulkindern, die im Elternhaushalt geblieben waren, war 1943 die mittlere Höhe um 0,64 cm, das Gewicht um 170 Gramm größer als 1940 (siehe Seite 126).

H. E. MAGEE schließt seine Ausführungen mit den Worten: „Die Kriegsernährungspolitik war die erste großzügige Anwendung der Wissenschaft der Ernährung des Volkes des Unit. Kingdom. Die Anwendung wurde durch heimische Produktion und Einfuhr in entsprechender Menge erreicht, bei Rationierung und Unterstützung durch gewisse wesentliche Lebensmittel und bei angemessenen Löhnen. Die Diät entsprach mehr als irgendeine frühere den physiologischen Ansprüchen und war für jeden erreichbar ohne Rücksicht auf sein Einkommen." Alle übrigen äußeren Einflüsse verschlechterten sich — aber doch hat sich die Gesundheit nach mancher Richtung verbessert: so die Säuglings- und Müttersterblichkeit. Die Anämie verringerte sich, das Wachstum und die Verhältnisse der Zähne der Schulkinder und ihre Ernährung waren über dem Vorkriegsstand. —

Die Rationierung war bis vor kurzem in Kraft, die Ernährung ist ausreichend, was wohl am besten aus dem Verlauf der Sterblichkeit während dieser Jahre hervorgeht.

Da war eine leichte Steigerung an Tbc. der Atmungsorgane 1940, 1941, aber 1942 ist sie wieder auf dem Stand von 1938 und sinkt seitdem.

Das Wachstum und Gewicht der Schulkinder zeigten bei den Kindern, die zu Hause blieben, normale Zunahme, abgesehen von der leichten Verlangsamung 1941/42; bei den Kindern, die evakuiert wurden, wo demnach eine Reihe anderer Umstände einwirkten, konnte eine leichte aber deutliche Verzögerung festgestellt werden. Auch die allgemeine Sterblichkeit und die Säuglingssterblichkeit zeigten eine leichte Steigerung 1940 und 1941, waren aber von da an niedriger als 1939 und sinkend.

Es war also der Beweis erbracht, daß es durchaus möglich ist, für ein ganzes Volk eine planmäßige Ernährung durchzuführen und dabei allen — auch den Minderbemittelten — eine entsprechende Menge und Qualität zu sichern.

Es scheint mir, daß in dieser Richtung die nächsten Aufgaben der Volksgesundheitspflege liegen, daß sie durch die Versorgung aller Volksschichten durch hinreichende gut zusammengesetzte Ernährung all das, was sie bisher geleistet hat, noch übertreffen können wird.

Selbstverständlich kann diese großzügige Organisation der Volksernährung nicht durch Ärzte oder ärztliche Wissenschaftler allein erfolgen. Die Zusammenarbeit der verschiedensten Fachleute, wie sie im Advisory Committee zu gemeinsamer Arbeit verbunden waren, ist notwendig. Auch die hygienischen Großtaten des vergangenen Jahrhunderts: Bau von Wasserleitungen und Kanalisierungen, Stadtregulierungen sind unter ärztlicher Mitberatung von Technikern vollführt worden. So werden hier Volkswirtschaftler, Ackerbau- und Handelssachverständige ihr großes Werk auf den von ärztlichen Forschern geschaffenen Grundlagen aufzubauen haben.

Zusammenfassung.

Werfen wir einen Blick auf die Entwicklung der Gesundheitspflege während der letzten 50 Jahre, so kann die Änderung unserer Einrichtungen und die Tendenz unserer Entwicklung wohl nicht besser gekennzeichnet werden als durch die dem Buche vorangestellten Worte F. D. ROOSEVELTS. Diese Änderungen der Auffassung der Hygiene und der Medizin überhaupt sind nur ein Teil der Änderungen, die sich in unserer Gesamtauffassung von Staat und Gesellschaft vollzogen haben. An Stelle der Auffassung, die jeden einzelnen als Ding für sich selbst ansah, auf dessen Betätigung und Leben von Staat und Gesellschaft möglichst wenig Einfluß genommen werden soll, da nur auf diese Weise das Beste für das Individuum und die Gesamtheit erreicht werden könne — an Stelle dieser Auffassung ist nun die Auffassung getreten, daß der einzelne ein Glied des Ganzen ist, daß die Gesamtheit ein starkes Interesse an dem Wohlergehen jedes einzelnen ihrer Individuen hat und sie jedem bei Beschaffung des zu seinem Leben und seiner vollen Entwicklung Notwendigen — soweit er es sich nicht allein besser verschaffen kann — behilflich sein muß, um selbst möglichst zu gedeihen.

Dabei ist es fast merkwürdig zu sehen, wie die Logik der Tatsachen über alle Theorien politischer und volkswirtschaftlicher Natur und über alle politischen Schlagworte hinweg sich durchsetzt. Der erste entscheidende Schritt zur Hebung der Volksgesundheit, die Einführung der

Krankenversicherung, geschah durch einen streng konservativen Staatsmann Deutschlands, der Schritt zum vollständigen Ausbau durch eine in diesem Punkte auch von der Mehrzahl der Liberalen unterstützte sozialistische Regierung Englands. In dem Lande, in dem am meisten von der Freiheit des Individuums gesprochen, in den Zeitungen jedes Eingreifen der Regierung in die Volkswirtschaft verdammt wird, sichert der Staat dem ackerbautreibenden Grundbesitzer durch Aufkauf seiner Produkte einen gewissen Lebensstandard — und benützt einen großen Teil der aufgekauften Lebensmittel zur Aufbesserung der Ernährung unterernährter Kinder.

Dabei sehen wir, daß alle Gesundheitsfürsorge in allen Ländern begonnen wurde von privaten Vereinigungen. In allen Ländern haben Privatpersonen und von ihnen geschaffene Organisationen die ersten Schritte auf einem neuen Gebiete unternommen. Immer leistet private Organisation die Pionierarbeit. In allen Ländern erwies sich diese private Tätigkeit auf den wichtigsten Gebieten für das notwendige großzügige Vorgehen unzureichend. In Deutschland übernahmen den Ausbau zum größten Teil die vom Staate geschaffenen und unter seiner Aufsicht stehenden Sozialversicherungsinstitute. Je zahlreicher aber die einzelnen Einrichtungen wurden und je umfassender ihre Tätigkeit, um so mehr wurde eine Zusammenfassung und eine Vereinheitlichung notwendig. Deshalb hat der Staat dieses große Gebiet übernommen. In England, wo bis vor kurzem keine so leistungsfähige Sozialversicherungsorganisation bestand und wo ein geschichtlich entstandenes Mißtrauen gegen jede Zentralisierung überwunden werden mußte, ging die Entwicklung langsamer zunächst auf dem Wege über die staatliche Subvention für örtliche Tätigkeit, führte aber dann in einem großen Schritte zu vollkommener Organisation.

In U.S.A., wo die einzelnen Staaten — ebenso wie früher die englischen Lokalbehörden — ihre Rechte eifersüchtig wahren, leiten doch die Zentralbehörden dank ihrer hervorragenden Fachmänner und dank dem Umstande, daß sie die Staaten bei Durchführung gesundheitlicher und gesundheitsfürsorgerischer Maßnahmen mit großen Geldmitteln unterstützen, den Ausbau des Gesundheitswesens und der Fürsorge und veranlassen Fortschritte, zu denen der Einzelstaat sich schwer entschließen würde.

So sehen wir, wie durch die Macht der Tatsachen vorwärts getrieben, die Gesundheitsfürsorge überall ihren Weg geht, mag sie auch einmal für kurze Zeit durch vermeintliche Standesinteressen oder politische Schlagworte aufgehalten werden.

Wenn auch die Gesamtrichtung der Entwicklung überall dieselbe ist, so sehen wir doch in vielen Punkten Abweichungen, die in der Eigenart des Staates und seines Volkes in wirtschaftlicher oder kultureller Beziehung begründet sind. Diese Unterschiede beseitigen zu wollen, weil herrschende Staaten glauben, bis ins Detail alles besser zu haben als die andern — das heißt eine naturgemäße Entwicklung stören und sie durch etwas ersetzen, das, weil seiner Umgebung fremd, doch nicht von Bestand sein kann.

Der große Zug der Entwicklung aber wird weitergehen und alle Hindernisse überwinden.